Soigner l'arthrose

Du Dr Laurent Chevallier
aux Éditions J'ai lu

Votre assiette santé, *J'ai lu* 7632
L'alimentation des p'tits loups, *J'ai lu* 7747

DR LAURENT CHEVALLIER
DR DANIELLE VERDIÉ-PETIBON

Soigner l'arthrose

J'AI LU
Bienêtre

Introduction

Cet ouvrage a été conçu pour vous aider à vivre le mieux possible avec votre arthrose. Nous vous y donnons des conseils destinés à améliorer votre santé au quotidien sur un plan global. Sachez, par exemple, que votre cœur sera mieux protégé si vous consommez des aliments riches en acides gras omega 3, utiles également pour réduire le degré d'inflammation de vos articulations, et que votre capacité respiratoire peut être augmentée par des exercices physiques permettant aussi d'assurer une meilleure mobilité de vos articulations. Quand vous refermerez ce livre, vous saurez mieux comment personnaliser votre programme santé antiarthrosique. Dans quelque temps, vous constaterez une régression de vos douleurs et une meilleure souplesse de vos articulations. Oui, vivre longtemps en bonne forme est possible.

À la question « Comment dois-je m'y prendre ? » nous vous proposons un certain nombre de réponses. Vous devrez peut-être modifier un peu vos habitudes de vie, avoir une activité physique régulière, faire les bons choix alimentaires, éviter d'être en surpoids... Nous vous apprendrons à utiliser des thérapeutiques dites « alternatives » et à faire un bon usage des médicaments allopathiques en respectant les règles de prescription. Ce livre, qui se veut pratique, démontre que l'évolution de l'arthrose dépend en grande partie de vous et qu'il est possible d'en réduire l'impact.

Gardez présent à l'esprit qu'une bonne forme psychique influe sur votre bien-être. Si vous dormez correctement, si vous réussissez à vous relaxer, si vous ne « broyez pas du noir », vous sentirez moins vos douleurs. Voici le témoignage de Norman Cousins, rédacteur en chef du magazine américain *Saturday Review* : « J'ai fait la découverte agréable qu'après une dizaine de minutes d'un bon rire profond la chimie de mon corps était modifiée de façon telle qu'il pouvait combattre lui-même l'inflammation dont je souffrais et m'enlever toute douleur pour quelques heures. »

Comme lui, vous pouvez modifier la sécrétion de vos substances cérébrales en vous plongeant dans le rire ou dans un état d'esprit positif. Les endorphines, qui favorisent le mieux-être, sont produites par votre cerveau. Elles dépendent en partie de votre état psychique mais aussi de votre degré d'activité physique.

L'arthrose dont vous souffrez touche 11 millions de personnes, qui adoptent pour beaucoup une attitude fataliste et se contentent de consommer des traitements médicamenteux anti-inflammatoires non dénués d'effets secondaires. Évitez ce type de comportement. Il est possible d'agir grâce à diverses autres méthodes.

Par ailleurs, il nous paraît inutile d'opposer les différents types de traitements entre eux (allopathiques, « alternatifs », physiques...), mais un choix judicieux des thérapeutiques est nécessaire. Il s'agit de privilégier celles qui sont les plus efficaces pour vous et qui présentent le moins d'effets secondaires.

S'il existe plusieurs types de thérapies alternatives, nous insisterons sur celles à base de plantes. Vous pourrez ainsi choisir la composition de vos tisanes, qui vous aideront à soulager vos maux et à réduire votre consommation de médicaments. Actuellement, sept plantes sont utilisées « traditionnellement » dans les manifestations articulaires douloureuses. Il s'agit du cassis (feuille), du frêne (feuille), de l'harpagophytum (racine), de l'ortie dioïque (partie aérienne), de la reine-des-prés (sommités fleuries), du saule (écorce) et de la vergerette du Canada (partie aérienne). D'autres plantes sont également employées, comme la prêle, qui est reminéralisante, ou comme le pissenlit et le bouleau pour leur action de « drainage ». Vous pourrez aussi ajouter à la composition de vos tisanes un peu de fleurs de passiflore ou de lavande en cas de difficultés d'endormissement, et d'hamamelis ou de vigne rouge si vous souffrez de troubles de la circulation sanguine.

L'homéopathie, l'acupuncture, l'oligothérapie ont également leur place dans le traitement de l'arthrose.

Les traitements allopathiques, pour leur part, font appel à des médicaments de synthèse. Certains d'entre eux, comme les anti-inflammatoires, nécessitent des précautions d'emploi (lisez bien la notice). Ils ne représentent pas à eux seuls le traitement médicamenteux des rhumatismes puisque de nombreux antidouleur et antiarthrosiques à action lente classés dans la catégorie des traitements allopathiques ont peu d'effets secondaires et vous seront utiles. Des informations précises vous sont données dans ce livre concernant ces produits, mais elles ne prétendent en aucun cas se substituer à une consultation médicale.

Les approches physiques (kinésithérapie, ostéopathie, activités physiques...) font partie intégrante du traitement de l'arthrose, et sont à mener conjointement avec les autres techniques thérapeutiques. Elles permettent de lutter contre l'enraidissement et les contractures musculaires qui sont à l'origine de bien des douleurs. L'alimentation joue également un rôle essentiel. Mal choisie, elle ne peut qu'aggraver l'arthrose ; bien orientée, elle la prévient. Tout excès pondéral est, par ailleurs, préjudiciable aux articulations, surtout celles des genoux et des hanches.

Ne vous laissez pas envahir par les rhumatismes, et n'oubliez pas que les dimensions psychologique et physique sont liées. L'arthrose ne peut être maîtrisée sans votre participation et vous pouvez contrôler son évolution.

Puisse ce livre vous aider à prendre votre destin en main et à améliorer votre qualité de vie.

1

ARTHROSE ET AUTRES RHUMATISMES

Avant d'expliquer comment soigner l'arthrose et d'établir votre programme antirhumatisme, il est nécessaire de décrire ce qu'est une articulation. Nous aborderons ensuite dans ce chapitre les caractéristiques et spécificités des douleurs liées à l'arthrose et, enfin, l'intérêt des examens dits « complémentaires ».

Commençons par le début !

Les articulations

Pour mieux comprendre ce qu'est un rhumatisme et son évolution, voici quelques notions théoriques : l'articulation est un ensemble de structures grâce auxquelles deux os s'unissent entre eux et permettent le mouvement (voir schéma 1, page suivante) ; elle est constituée des éléments suivants :

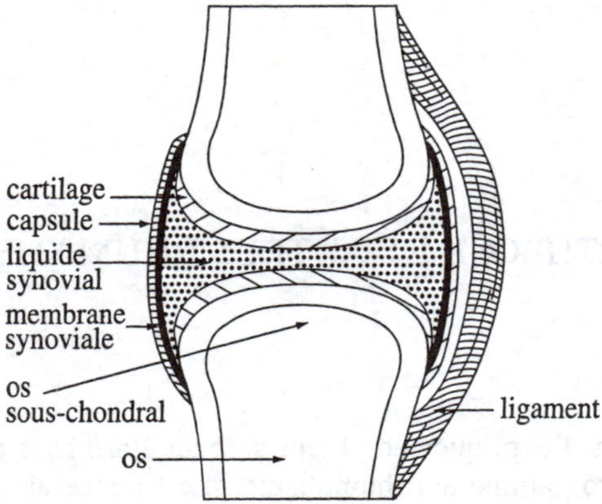

Schéma 1 : Schéma d'une articulation normale

LE CARTILAGE

C'est une substance lisse, blanche et brillante, recouvrant les extrémités de l'os, qui permet le glissement d'un os sur l'autre et des mouvements harmonieux. Le cartilage est composé de cellules appelées « chondrocytes » et d'une trame de molécules, protéoglycanes essentiellement, et de collagène qui assure sa solidité. Le cartilage est un tissu vivant, c'est-à-dire qu'il est le siège d'une synthèse et d'une destruction permanentes. De ce fait, il a besoin d'éléments nutritifs ; ceux-ci sont apportés par le liquide de l'articulation, appelé « liquide synovial », et probablement par l'intermédiaire de l'os.

Le cartilage amortit les pressions diverses qui s'exercent sur l'articulation. Son épaisseur varie en moyenne de 2 à 4 millimètres selon l'articulation ; cela peut paraître peu, mais il s'agit d'un tissu très solide.

La capsule

C'est une enveloppe fibreuse qui enserre toutes les articulations et emprisonne le liquide synovial. Sa face extérieure est formée d'une gaine fibreuse renforcée par les ligaments. Sa partie interne, tournée vers l'articulation, est tapissée d'une membrane dénommée « membrane synoviale » ; elle est riche en vaisseaux sanguins et a de multiples fonctions.

La membrane synoviale

Elle a une importance capitale.

Elle sécrète les principaux constituants du liquide synovial. Celui-ci est visqueux et a plusieurs rôles : protecteur, lubrificateur et, nous l'avons vu, nutritif. Parmi les constituants synthétisés par la membrane synoviale, citons l'acide hyaluronique, dont nous reparlerons (notamment au chapitre III). Des injections de ce composé directement dans l'articulation sont actuellement proposées dans le traitement de l'arthrose du genou (voir p. 110 et 202).

Elle assure les échanges entre le sang et le liquide synovial.

Elle entretient l'articulation en éliminant, par digestion enzymatique, les déchets et les petits fragments de cartilage qui se décrochent du bloc cartilagineux par usure ou à la suite de chocs répétés (traumatismes).

La membrane synoviale est transparente et présente des villosités observables uniquement avec un appareil appelé arthroscope, que l'on introduit dans l'articulation. La membrane synoviale se modifie au cours de l'évolution de l'arthrose. Elle peut s'épaissir et être le siège d'une inflammation : on parle alors de « synovite ». Elle sécrète dans ce cas, de façon plus ou moins abondante, un supplément de liquide qui provoque un gonflement de l'articulation. C'est le fameux épanchement de synovie. En raison de sa richesse en enzymes destructrices pour le cartilage, il est impératif de tout mettre en œuvre pour bloquer ce processus. Il existe heureusement plusieurs moyens d'y parvenir.

Les ligaments et tendons

Ce sont des fibres qui solidarisent entre elles les extrémités osseuses, parfois à l'intérieur même de l'articulation. C'est le cas pour les genoux, dont les ligaments croisés assurent une très bonne stabilité de l'articulation.

En périphérie, outre la capsule et les ligaments externes, les tendons musculaires aident à maintenir en place les structures articulaires. Un tendon est également composé de fibres qui assurent la jonction entre les muscles et les os.

Les ménisques

Ce sont des fibrocartilages très riches en fibres collagènes. Ils ne sont pas présents dans toutes les articulations. Au niveau du genou, ils permettent une meilleure congruence et amortissent les chocs. Il en existe de deux sortes : le ménisque externe, qui a la forme d'un C très fermé, et le ménisque interne, semblable à un C ouvert. À l'épaule, un anneau fibrocartilagineux, équivalent des ménisques mais appelé « bourrelet glénoïdien », est présent sur le pourtour de la cavité de l'omoplate. Il a pour fonction d'augmenter sa profondeur et d'assurer une meilleure stabilité de l'articulation.

Une dernière description théorique complétera vos connaissances sur l'articulation, celle de l'os sous-chondral. Il s'agit de l'extrémité de l'os qui est recouverte par le cartilage. C'est une pièce essentielle de l'articulation puisque, sur le plan mécanique, elle est soumise à, et absorbe, toutes les pressions que reçoit l'articulation lors des différents mouvements et traumatismes. D'autre part, l'os sous-chondral a des échanges multiples avec le cartilage et présente la particularité de devenir plus dense dans l'arthrose. Vous constaterez que son aspect est décrit sur vos comptes rendus radiologiques.

L'arthrose, définition et caractéristiques des douleurs

L'arthrose est une maladie de l'articulation, et plus exactement du cartilage. Il ne s'agit pas d'une simple usure de celui-ci, qui est constante avec l'âge, mais d'une véritable entité. En effet, vous pouvez ne souffrir d'arthrose qu'à un seul genou, ou bien à une seule hanche, alors que l'usure touche toutes les articulations. Il existe donc des différences entre vieillissement cartilagineux et arthrose, même si ces deux phénomènes surviennent de façon prépondérante après 50 ans.

Qu'est-ce qui caractérise l'arthrose ?

Dans l'arthrose, il existe, d'une part, des perturbations de certains éléments de la matrice de soutien du cartilage, une altération des fibres de collagène bien plus significative que dans le simple vieillissement et, d'autre part, une diminution de la concentration des protéoglycanes. De l'ensemble de ces différents processus résulte une détérioration accélérée du cartilage.

L'arthrose est donc définie comme une maladie du cartilage, dont la destruction est plus importante que la synthèse. Ce déséquilibre provoque une dégradation du cartilage qui recouvre les extrémités osseuses et aboutit à un amincissement progressif de celui-ci. Il existe parallèlement, par réaction, une prolifération inadaptée et anarchique de cartilage et d'os en périphérie. Ce sont les fameux « becs-de-perroquet », bien visibles sur les radiographies.

Une des conséquences de la fragilisation du cartilage est l'apparition de fragments qui se détachent dans l'articulation et provoquent des réactions inflammatoires. Celles-ci évoluent par poussées, et il existe des possibilités de réduire leur nombre et leur impact.

Ainsi l'âge, responsable de la fragilisation du cartilage, intervient seulement en tant que facteur prédisposant, et non comme une cause de l'arthrose. D'ailleurs, 50 % des seniors ne souffrent pas d'arthrose.

On définit l'arthrose par des lésions destructrices anormales du cartilage. Le cartilage se fissure d'abord à sa surface puis progressivement en profondeur, ce qui entraîne son amincissement. Différents facteurs interviennent dans l'arthrose et il existe heureusement des moyens de limiter son évolution.

Le premier motif de vos consultations étant lié à la douleur, analysons ses caractéristiques.

Les douleurs

Selon la définition de l'Association internationale pour l'étude de la douleur, la douleur est définie comme « une expérience sensorielle et émotionnelle désagréable ». Il s'agit d'une définition *a minima*, la vôtre doit être plus étayée, notamment quant à ses conséquences ! Cette douleur est due, dans le cas de l'arthrose, aux lésions du cartilage de l'articulation, même si ce n'est pas le cartilage abîmé en lui-même qui en est responsable. En fait, ce sont essentiellement les irritations des terminaisons nerveuses de l'os sous-chondral et les contractures musculaires qui semblent à l'origine des douleurs.

Analyser les caractéristiques de la douleur est utile, et même indispensable, à une bonne autoprise en charge. En effet, s'il est possible d'agir mentalement pour réduire l'impact de la douleur, nous pouvons à l'inverse subir une majoration de son incidence, car sensations, émotions et facteurs cognitifs sont étroitement liés dans l'élaboration de la perception de la douleur.

Comment a-t-on mal ?

> La douleur arthrosique est dite « mécanique », c'est-à-dire qu'elle apparaît avec l'activité de l'articulation, lors des mouvements ; elle augmente à l'effort, à la fatigue, et s'atténue au repos.

Tout mouvement répété surmenant l'articulation augmente la pression au niveau des zones lésées et engendre des douleurs. La solution n'est pas de ne plus rien faire, bien au contraire. Le matin, quelques mouvements bien orientés permettent de vous « dérouiller », et nous verrons l'importance d'avoir une activité physique régulière pour faire régresser votre arthrose. Ces douleurs sont dites « mécaniques » pour les différencier de celles des autres rhumatismes tels que la polyarthrite rhumatoïde, la spondylarthrite ankylosante...

Dans ces dernières, les douleurs sont qualifiées d'« inflammatoires ». Elles sont maximales la nuit : l'immobilité les accroît car des substances toxiques s'accumulent. Elles sont accompagnées d'un gonflement, d'une augmentation de la chaleur locale et d'un enraidissement important de l'articulation. Ces douleurs sont souvent très intenses, parfois invalidantes, et dans certains cas difficiles à traiter.

Les quelques lignes qui suivent nécessitent toute votre attention. L'arthrose est un rhumatisme « mécanique » et non « inflammatoire », mais son évolution peut être émaillée d'épisodes inflammatoires modérés dits « congestifs ». Ils doivent être sérieusement pris en charge, l'inflammation dans ce cas signalant une augmentation de l'activité enzymatique. Ces poussées sont toujours transitoires et résultent de la digestion des fragments détachés du cartilage lésé. Les poussées congestives se manifestent donc par une inflammation (douleur, rougeur, augmentation de la température locale de l'articulation), mais sur un mode peu intense. Sans traitement adapté, le processus de détérioration s'accélère et le cartilage de l'articulation s'endommage, aggravant l'arthrose. Toute douleur aiguë qui apparaît dans une articulation arthrosique est donc un signe d'alarme et vous devez en parler rapidement à votre médecin.

En résumé, dans l'arthrose, il faut bien dissocier deux types de douleurs qui ne seront ni appréhendées ni traitées de la même manière :

• Les douleurs chroniques. Elles sont souvent modérées et sont exacerbées au réveil ; la mobilisation des articulations le matin aide à les juguler. Elles peuvent augmenter en cas de sollicitation excessive de l'articulation, par exemple, dans l'arthrose du genou, lors d'une longue marche sur un terrain accidenté. Elles sont sensibles à la décharge articulaire, à l'utilisation d'orthèse (canne), aux antalgiques simples, aux médicaments appelés « antiarthrosiques à action lente », à certaines thérapeutiques à base de plantes et aux mesures hygiéno-diététiques ; nous développerons tous ces aspects thérapeutiques dans cet ouvrage.

• Les douleurs dues à une poussée inflammatoire. Elles ont les caractéristiques suivantes : aggravation soudaine d'une douleur jusqu'alors modérée qui augmente en quelques jours, pouvant même vous réveiller la nuit. La raideur matinale est plus importante, et les échauffements destinés à les faire régresser sont plus longs. Localement, il existe parfois une rougeur, une chaleur et un gonflement liés à un épanchement articulaire ; ces signes sont d'intensité variable selon le degré de la poussée et la localisation de l'arthrose. Il ne faut pas laisser traîner ces douleurs, qui correspondent à un mécanisme de défense et d'alerte. Des thérapeutiques adaptées à l'intensité et à la localisation peuvent permettre de juguler rapidement la poussée et d'éviter ainsi une majoration de l'altération du cartilage.

Les attitudes pratiques à adopter sont parfois diamétralement opposées en fonction du type de douleur. Ainsi monsieur Gérard V., qui à 62 ans souffre d'arthrose du genou, sait qu'il lui faut prendre des bains chauds et se masser pour diminuer les douleurs chroniques, alors qu'en cas de poussée inflammatoire c'est le froid qui le soulage : il applique alors sur son genou un sac en plastique rempli de glaçons.

Pourquoi a-t-on mal ?

Commençons par souligner quelques situations paradoxales : l'arthrose cervicale, en général bien visible sur les radiographies et très fréquente après la quarantaine, n'est pas pour autant systématiquement douloureuse. De nombreuses personnes peuvent présenter des signes radiologiques d'arthrose, témoins de lésions du cartilage importantes, et ne souffrir que peu ou pas. Dans bien des cas, en particulier pour l'arthrose des mains mais parfois aussi pour celle des genoux et de la hanche, les douleurs s'atténuent et disparaissent après quelques années, au prix il est vrai d'une déformation ou d'un enraidissement de degré variable. Ainsi madame Françoise R., ancienne couturière, avait fait son deuil de son activité mais s'inquiétait de l'évolution de ses douleurs aux mains. Elle en devint presque dépressive, puis, imperceptiblement, elle retrouva le sourire et la joie de vivre. Ses doigts étaient déformés mais les douleurs avaient disparu. Pourtant aucun docteur miracle n'était intervenu...

On dit ainsi qu'il existe dans l'arthrose une absence de parallélisme entre les signes radiologiques et la douleur. Autrement dit, l'importance des lésions arthrosiques observées (radiographie, déformation visible) n'est pas nécessairement associée à des douleurs intenses. Il existe, par ailleurs, une sensibilité individuelle très variable à la douleur. Les seuils d'inconfort et de tolérance fluctuent beaucoup d'une personne à une autre et en fonction des différentes périodes de vie, de l'environnement, du vécu... De plus, chacun de nous l'a constaté, des facteurs physiques – fatigue, maladies associées –, mais aussi des difficultés affectives, mentales peuvent entretenir et amplifier les douleurs. Le cerveau peut être notre meilleur allié pour lutter contre la douleur, mais aussi notre plus grand ennemi.

De façon surprenante, l'origine des douleurs arthrosiques est encore imparfaitement élucidée. Le cartilage articulaire n'est pas directement irrigué par les vaisseaux sanguins ; il n'est pas non plus innervé et son altération devrait donc être indolore. Les phénomènes douloureux sont selon toute vraisemblance liés à une hyperpression de l'os sous-chondral, et peut-être aussi à l'apparition de terminaisons nerveuses dans le cartilage altéré. L'impact des contractures musculaires est également essentiel ; il est incriminé dans la genèse et l'importance des douleurs. Quant aux douleurs liées à des poussées inflammatoires, elles sont beaucoup plus facilement compréhensibles. En effet, les récepteurs à la douleur des nerfs périphériques sont excités au niveau même de la membrane synoviale, et l'information perçue est ensuite rapidement transmise par les nerfs aux centres nerveux de la moelle épinière et du cerveau.

Le rôle du cerveau

Le psychisme joue un rôle important dans le contrôle des impressions douloureuses au niveau cérébral. Il existe en effet des substances appelées endorphines qui aident à inhiber la douleur de la même façon que la morphine et qui sont sécrétées naturellement par notre organisme. Leur importance varie en fonction de nombreux paramètres. Leur taux augmente par exemple dans des situations plaisantes et lors d'activités physiques régulières. Pourquoi ? L'organisme est ainsi fait qu'il cherche à éviter les douleurs inhérentes aux microtraumatismes que subissent les muscles ou les tendons lorsque nous effectuons des mouvements. Plus ceux-ci sont importants, plus la sécrétion d'endorphine augmente. Une personne souffrante et inactive ne pourra donc pas bénéficier de leur effet « euphorisant ». La variabilité des seuils de tolérance à la douleur, d'un individu à l'autre et d'un moment à un autre, dépend en partie de ces endorphines. Or le rire et les activités physiques de votre choix, pratiqués régulièrement, sont des moyens simples d'en activer la sécrétion.

Ne pas laisser les douleurs s'installer

Les mesures antidouleur sont toujours plus efficaces sur une douleur qui vient d'apparaître que sur celle qui est installée. Il est donc impératif d'agir dès le début, au moindre déclenchement de celle-ci. Il ne faut pas avoir peur d'utiliser à bon escient différentes méthodes : traitements physiques, à base de plantes, de médicaments... jusqu'à sa régression. La règle est que SOUFFRIR NE REND PAS MOINS SENSIBLE A LA DOULEUR, au contraire.

LES ÉLÉMENTS DU DIAGNOSTIC

Douleurs articulaires, contractures musculaires, limitation dans l'amplitude des mouvements, déformation et parfois épanchement suggèrent très vite à votre médecin le diagnostic d'arthrose. Celui-ci est confirmé par une ou plusieurs radiographies (p. 30). Dans de rares cas, l'IRM ou l'échographie peuvent être utiles tout au début de l'arthrose.

Toute douleur articulaire associée à une raideur n'est pas nécessairement liée à un processus arthrosique et seul votre médecin pourra poser le diagnostic et différencier l'arthrose des autres maladies des os et des articulations. Il faut noter que la personne atteinte par un processus arthrosique conserve toujours un bon état général, sans fièvre ni amaigrissement (en l'absence de maladie associée), ce qui n'est pas toujours le cas dans d'autres affections rhumatismales.

La douleur mécanique

Dans l'arthrose, s'il existe des douleurs de l'articulation à la mobilisation, il y a aussi une sensibilité à la pression des extrémités osseuses. La palpation de l'interligne des articulations permet de localiser la zone arthrosique, notamment au niveau du genou. Votre médecin appuiera sur la partie interne, puis sur la partie externe du genou fléchi. De même, une douleur élective lors d'une pression de la racine du pouce est révélatrice d'une arthrose appelée rhizarthrose.

Les raideurs articulaires

Vous avez l'impression, le matin, que votre articulation est enraidie mais, après quelques mouvements d'échauffement, elle devient plus souple et la souffrance régresse. La raideur est essentiellement matinale. Après un temps d'évolution, si rien d'efficace n'est entrepris sur le plan thérapeutique, la souplesse de votre articulation diminuera progressivement et le dérouillage matinal sera plus long.

Lors des consultations, vos articulations atteintes seront mobilisées dans toutes les directions pour évaluer l'amplitude des mouvements et ainsi suivre l'évolution de l'arthrose. La première étape de l'examen est donc dite « passive » : il faut se laisser faire et suivre les mouvements imposés par votre médecin ; puis, seul, vous effectuerez tous les mouvements possibles. L'amplitude articulaire de cette phase « active » sera également notée. Un déficit d'extension, de flexion, de rotation, d'abduction (mouvement d'éloignement d'un membre par rapport au corps), même minime, est toujours consigné.

Cela permet le suivi, et l'on peut ainsi juger du degré d'efficacité des traitements entrepris.

La rougeur de la peau avec apparition locale de chaleur

Les signes congestifs révélateurs d'une poussée inflammatoire de l'arthrose s'accompagnent volontiers d'un épanchement, c'est-à-dire d'une augmentation du liquide synovial intra-articulaire. Cet épanchement de synovie est plus facilement repérable sur certaines articulations que sur d'autres, plus profondes.

Au genou, par exemple, le médecin va mesurer l'augmentation de volume avec un mètre ruban. La circonférence de l'articulation atteinte est ensuite comparée à celle du genou sain. Est aussi recherché le « choc rotulien » : les deux mains empaument l'articulation, l'index appuyant sur la face antérieure de la rotule. Le choc de la rotule au contact du fémur signe l'épanchement. S'il est assez abondant, il sera ponctionné, évacué et analysé (dans l'arthrose il y a peu de cellules, pas de bactéries ni de cristaux).

La ponction est facile pour les articulations telles que celles du genou et de l'épaule si l'épanchement est abondant. Parfois, il est nécessaire d'effectuer cet acte avec l'aide de la radiographie par amplificateur de brillance. Pour les articulations plus profondes comme celle de la hanche, l'échographie est parfois d'un grand secours.

Les déformations des articulations

Elles sont variables d'une articulation à l'autre et d'une personne à l'autre. L'hypertrophie réactionnelle de l'os est particulièrement manifeste au niveau des doigts des mains et des pieds. Ces hypertrophies, ou « nodosités » (au niveau des doigts), s'installent insidieusement et ne sont pas toujours synonymes de douleurs. Une déviation axiale de l'articulation peut être associée aux déformations.

Celles-ci entraînent un préjudice esthétique, mais, par un processus encore imparfaitement connu, lorsque la déformation arrive à son terme la douleur s'estompe. Cela est très net pour l'arthrose des mains. Ainsi, souvent, il existe une première phase douloureuse avec peu de déformations et une seconde où les déformations sont importantes mais, une fois fixées, ne s'accompagnent pas ou peu de douleur.

Bien que la fonte des muscles autour des articulations aggrave souvent l'impression de déformation articulaire, il est rare que l'arthrose devienne invalidante au point d'empêcher les activités de la vie courante. Les pertes d'autonomie observées chez les personnes très âgées sont peu fréquemment dues à l'arthrose, mais liées à des maladies associées : troubles neurologiques, détérioration mentale... Malgré tout, à un stade avancé, une position anormale de l'articulation, appelée « attitude vicieuse », est possible dans l'arthrose et peut être source de handicap. Par exemple lorsque le pouce est rétracté dans la paume de la main, lorsque l'extension du genou est difficile et incomplète... Il est bien sûr indispensable de tout faire pour éviter l'apparition de tels processus, et cela est possible grâce à des techniques de rééducation adaptées que nous développerons dans cet ouvrage.

Les craquements articulaires

Des sensations d'accrochage sont parfois perceptibles, notamment à la rotation du cou. Le signe du « rabot », par mobilisation transversale de la rotule, caractérise l'arthrose du genou. Ces craquements plus ou moins audibles sont liés aux irrégularités du cartilage arthrosique et peuvent, à tort, inquiéter ; il faut dire qu'ils sont parfois impressionnants. Tout « craquement » n'est pas obligatoirement un signe de gravité. Certains ne sont pas même pathologiques, puisque des personnes peuvent faire craquer leurs articulations d'une façon qui pourrait être qualifiée de physiologique.

FACTEURS FAVORISANT L'ARTHROSE

La question légitime que vous vous posez est de savoir pourquoi vous souffrez d'arthrose et quels éléments peuvent la favoriser. Nous allons vous apporter des éléments de réponse. De nombreux paramètres interviennent dans le processus arthrosique ; ils sont génétiques, mais aussi « environnementaux », c'est-à-dire liés à votre mode de vie, à vos activités. Vous pouvez agir en partie sur ces derniers. Au-delà, après la lecture de ce livre, vous pourrez aussi donner des conseils de prévention à votre entourage, à vos enfants et petits-enfants pour les aider à limiter ultérieurement les risques de survenue d'arthrose.

Les facteurs génétiques

La prédisposition à l'arthrose est fréquente chez les descendants de sujets atteints, mais cette affection ne se transmet pas obligatoirement directement de parent à enfant. Par des expérimentations chez l'animal, on a pu créer de l'arthrose en modifiant un des gènes qui synthétisent le collagène. Les anomalies de structure du collagène et des autres constituants du réseau cartilagineux dépendent donc en partie de certains gènes (même si tous ceux qui sont impliqués n'ont pas encore été identifiés). Cet aspect héréditaire ne doit pas vous inquiéter mais vous faire redoubler de vigilance. Si vous avez un cartilage plus fragile que d'autres, vous devez faire beaucoup plus attention, mieux respecter les règles d'hygiène de vie et limiter les contraintes mécaniques. Cette vulnérabilité, vous pouvez en limiter l'impact par un comportement adapté.

Les facteurs mécaniques

Des contraintes mal réparties ou des hyperpressions sur les cartilages favorisent le processus arthrosique. On l'observe dans diverses situations :

• Lorsqu'il existe une inégalité de longueur des membres inférieurs les pressions articulaires sont mal distribuées et les parties cartilagineuses les plus sollicitées se détériorent plus rapidement. Des corrections précoces – semelles ou chaussures adaptées – limitent l'évolution du processus.

• En cas de désaxation, par exemple en cas de *genu valgum* (lorsque les chevilles sont trop écartées) ou de *genu varum* (jambes arquées), l'arthrose du genou se développe sur la partie interne dans le premier cas, sur la partie externe dans le second, là où les pressions sont maximales. Des corrections précoces, ici aussi, sont possibles.

• En cas de scoliose ou d'hyperlordose (cambrure exagérée) au niveau de la colonne vertébrale, une arthrose intervertébrale peut survenir. Une rééducation adaptée, dirigée par un kinésithérapeute, peut aider à la prévenir.

• Les traumatismes importants peuvent entraîner des lésions des cartilages et des os, d'où la nécessité de suivre de façon rigoureuse les traitements mis en place à la suite d'accidents. Ils permettent d'assurer une bonne guérison des lésions et d'éviter les séquelles.

• En cas d'ablation chirurgicale du ménisque du genou, l'arthrose apparaît dans 50 % des cas après un certain nombre d'années. Cela concerne souvent les anciens sportifs.

• En cas d'articulation instable, d'entorse négligée ou insuffisamment soignée, de subluxations à répétition, les processus arthrosiques sont favorisés. Toute atteinte articulaire, si bénigne soit-elle, doit donc être traitée avec rigueur : l'articulation doit notamment être immobilisée assez longtemps.

• Le surpoids et l'obésité augmentent la charge que supportent certaines articulations. Celles qui subissent une hyperpression sont essentiellement les genoux et les hanches.

• Toute sollicitation articulaire excessive, qu'elle soit d'origine sportive ou professionnelle, peut favoriser l'arthrose en provoquant des microtraumatismes mineurs mais répétés. Les vibrations du marteau-piqueur sont souvent responsables d'arthrose du coude ; l'arthrose des pieds se rencontre fréquemment chez les anciens danseurs, les footballeurs professionnels...

• Lorsque l'extrémité de l'os est de forme anormale, et ce dès la naissance ou après une fracture, il existe un défaut de contact des surfaces articulaires qui favorise l'arthrose. Pour la hanche, on recherche systématiquement la présence d'une luxation congénitale à la naissance. Sans correction rapide surviendraient boiterie et arthrose précoce.

Les facteurs relevant de l'hygiène de vie

• La sédentarité favorise l'arthrose. Si les hypersollicitations articulaires sus-décrites sont néfastes, une absence d'activité physique a aussi une action défavorable sur le cartilage et l'articulation a alors tendance à s'enraidir. Aussi la pratique d'une activité d'intensité modérée assure-t-elle une bonne « trophicité » du cartilage, en stimulant les processus de régénération. De plus, n'oubliez pas qu'une activité physique régulière et bien menée apporte un certain bien-être en stimulant la sécrétion des endorphines cérébrales.

• L'alimentation, au-delà des problèmes liés au surpoids et à l'obésité, peut influer sur l'évolution de l'arthrose. Des déficits vitaminiques et minéraux pourraient en effet favoriser le processus arthrosique, alors que certains comportements alimentaires peuvent avoir un effet protecteur ; nous y consacrons le chapitre v de cet ouvrage. Nous verrons par exemple qu'un taux insuffisant de vitamines C, E, et de bêta-carotène pourrait être préjudiciable et qu'un déficit de sélénium est assurément néfaste. On rencontre même dans certains pays – pas en France – de véritables carences en sélénium, responsables d'une arthrose diffuse appelée maladie de Kashin-Beck (Chine).

L'association à d'autres formes de rhumatismes

D'autres rhumatismes peuvent aussi se compliquer d'arthrose, ce qui ne simplifie pas les diagnostics et les thérapeutiques. Polyarthrite rhumatoïde, goutte, arthrite d'origine infectieuse, dépôt de calcium dans l'articulation appelé chondrocalcinose, maladie de Paget avec « agrandissement » des os altèrent les structures cartilagineuses et favorisent l'apparition de l'arthrose.

L'arthrose est dite primitive lorsque seules les anomalies du cartilage sont responsables de son développement ; elle est dite secondaire lorsqu'elle est due à des facteurs extérieurs. Dans la réalité, les deux processus sont fréquemment associés et les facteurs externes auront une action d'autant plus délétère que le cartilage est constitutionnellement fragilisé.

L'ÉVOLUTION

Dans le temps

Schématiquement, trois situations peuvent se présenter spontanément si aucune mesure de protection du cartilage n'est mise en place.

La plus fréquente est l'observation de l'évolution progressive, avec des épisodes de poussées congestives dont la fréquence et le degré varient beaucoup d'une personne à l'autre. Ces poussées sont dues à la digestion puis à la « vidange » des fragments de cartilage issus de la matrice cartilagineuse lésée. Ces poussées inflammatoires se manifestent par des douleurs, un gonflement, souvent un épanchement et un enraidissement de l'articulation. Elles doivent être rapidement prises en charge. Différents traitements de fond (plantes, médicaments, activité physique adaptée...) en limitent l'évolution.

L'arthrose peut aussi évoluer à bas bruit, très lentement. C'est la situation idéale, car elle est faiblement destructrice et peu douloureuse. Elle ne dispense pas cependant d'observer une bonne hygiène de vie.

L'arthrose, dans certains cas, s'aggrave rapidement en quelques mois, avec une perte de cartilage importante. Il s'agit d'une forme heureusement peu fréquente d'arthrose appelée « arthrose destructrice rapide ». Les moyens thérapeutiques pour bloquer un tel processus sont actuellement limités.

Dans l'espace

Lorsque l'arthrose apparaît, se pose la question de savoir combien d'articulations risquent d'être touchées. Le plus souvent, heureusement, l'arthrose n'atteint qu'une seule articulation, parfois deux. Il existe néanmoins des formes d'arthrose plus diffuses intéressant les doigts, la colonne vertébrale, les hanches, les genoux et les pieds. Chez les femmes, le rôle des hormones est discuté puisqu'on observe une plus grande fréquence d'arthrose des doigts et d'arthrose généralisée après la ménopause. Les œstrogènes sont considérés comme protecteurs ; aussi, sans entrer dans la polémique actuelle concernant les dangers des traitements hormonaux substitutifs de la ménopause, on peut constater que l'arthrose, notamment des hanches, est moins fréquente chez les femmes qui suivent ces traitements. Ceux-ci réduisent par ailleurs les risques de fracture liés à l'ostéoporose. Les travaux en cours permettront de mieux cerner l'efficacité des hormones de substitution et celle des solutions alternatives.

> Les parties du corps le plus fréquemment concernées par l'arthrose sont :
> • les doigts (articulations entre les phalanges et à la racine du pouce – rhizarthrose)
> • les genoux
> • la colonne vertébrale
> • les hanches
> • les pieds et les gros orteils
>
> D'autres régions sont plus rarement touchées. Ce sont :
> • les épaules
> • les coudes
> • les poignets
> • les chevilles

Les examens complémentaires

Dans la grande majorité des cas, les radiographies suffisent pour confirmer le diagnostic d'arthrose posé par votre médecin à partir d'un interrogatoire et de l'examen de vos articulations (points douloureux, déformation...). Elles servent, en outre, pour le suivi évolutif.

Les radiographies

Elles sont réalisées de façon standardisée : articulation toujours dans la même position, et si possible avec le même appareil. Habituellement sont demandées des radiographies de face, de profil et debout, en appui s'il s'agit du membre inférieur. Des clichés complémentaires peuvent aider au diagnostic dans les formes débutantes. Par exemple, pour le genou, les clichés en « schuss », c'est-à-dire dans la position du skieur réalisant une descente à ski, permettent une meilleure visualisation de l'articulation. Des clichés comparatifs avec l'articulation contro-latérale sont souvent nécessaires lorsque les signes sont minimes ou pour diagnostiquer une atteinte bilatérale, même si elle ne s'exprime que d'un côté.

Sur les comptes rendus des radiographies effectuées par votre radiologue, les quatre aspects radiologiques cardinaux de l'arthrose sont analysés :

• Le pincement de l'interligne de l'articulation. Les extrémités osseuses se rapprochent, l'espace noir se rétrécit, ce qui correspond à un amincissement du cartilage. Plus l'arthrose est évoluée, plus le pincement est important, puisque la distance entre les deux os se réduit à mesure que l'épaisseur du cartilage diminue.

• L'os sous-chondral. Recouvert par le cartilage, il apparaît plus blanc, plus dense à la radiographie. L'hyperpression liée à des altérations de répartition des pressions entraîne, par réaction, une augmentation de la densité de l'os, d'où la visualisation de zones de condensation.

• Les ostéophytes. Ces becs d'os et de cartilage – becs-de-perroquet au niveau de la colonne vertébrale – apparaissent dans les zones de moindre pression, et sont dus à une réaction de réparation illusoire. Ces formations d'os et de cartilage sont bien visibles, mais leur importance dépend de la localisation de l'atteinte ainsi que de son ancienneté. De plus, elles varient d'un individu à l'autre.

• Les géodes. Ce sont des cavités néoformées au niveau de l'os sous-chondral. Elles sont plus ou moins volumineuses et résultent de la pénétration du liquide synovial dans l'os par les fissures cartilagineuses. Elles ne sont visibles qu'à un stade assez avancé et apparaissent sous forme de disques noirs dans l'os.

> Il n'y a aucun parallélisme entre l'importance des signes radiologiques et l'intensité de la douleur ou du handicap. Certains comptes rendus radiologiques pourront vous sembler alarmants ; en fait, ils ne sont que descriptifs et ne préjugent ni de l'évolution ni du devenir de la douleur.

Les quatre aspects que nous venons de décrire sont diversement associés, l'un ou l'autre pouvant prédominer selon la forme radiologique de l'arthrose. Dans l'arthrose débutante, le pincement est très modéré, les becs osseux minimes, les géodes absentes. Puis l'interligne se réduit, peut même disparaître, et les os peuvent se toucher dans l'arthrose évoluée, la condensation osseuse devenant importante, les becs volumineux et les géodes nombreuses.

Les modifications radiologiques sont généralement lentes et s'échelonnent sur quelques années ou dizaines d'années. La mesure de l'interligne avec un double décimètre permet au médecin de suivre de façon simple la progression de l'arthrose.

> Vous devez toujours soigneusement garder vos radiographies et les rapporter lors des différentes consultations. Elles pourront ainsi être comparées avec d'autres, prescrites ultérieurement.

Dans de rares cas, les radiographies seront répétées à quelques semaines d'intervalle :

• En cas de doute quant au diagnostic, surtout s'il existe une association avec une autre maladie masquant les signes d'arthrose.

• Dans certaines poussées inflammatoires importantes, pour évaluer le degré de destruction du cartilage ou « chondrolyse ». Une attitude thérapeutique plus intensive peut alors être mise en place.

Le scanner, l'IRM (imagerie par résonance magnétique)

Ils sont habituellement inutiles. Lorsque vous consultez en raison de douleurs, les signes radiologiques sont le plus souvent présents. Il est donc rare que l'on ait recours à d'autres examens plus sophistiqués tels que le scanner ou l'IRM. Néanmoins ils sont parfois utiles pour mettre en évidence une destruction minime du cartilage encore invisible à la radiographie. Leur prescription n'est justifiée qu'en cas de doute concernant le diagnostic.

L'arthroscopie

Cet examen utilise un appareil appelé arthroscope qui, introduit dans l'articulation, permet, grâce à des fibres optiques, d'en visualiser l'intérieur. L'arthroscopie n'est pas indiquée pour poser le diagnostic en cas d'arthrose, mais peut aider à confirmer et analyser une lésion comme, par exemple, celle des ménisques du genou. Son intérêt est aussi thérapeutique car elle permet les lavages articulaires, l'exérèse (ablation) de fragments de cartilage détachés dans l'articulation, celle d'un ménisque (méniscectomie), ou encore un geste chirurgical sur le cartilage tel que le « shaving » (rasage superficiel du cartilage abîmé).

Dans certaines situations, l'arthrographie (injection de produit de contraste dans l'articulation pour mieux la visualiser) peut être couplée avec un scanner (arthroscanner) afin d'effectuer le bilan de l'ensemble des lésions.

L'échographie

Elle peut être utile pour révéler ou confirmer la présence d'un épanchement, par exemple au niveau d'une articulation profonde comme celle de la hanche. Elle peut aussi aider à diagnostiquer la présence d'un kyste ou d'une complication. Ainsi, au niveau de l'articulation du genou, un kyste dit « poplité » peut se rompre et entraîner une douleur au mollet. Elle ressemble parfois à celle présente lors de l'apparition d'une phlébite (caillot de sang qui se forme dans une veine et qui l'obstrue).

Actuellement, les échographes dits « à haute résolution »,

entre des mains bien entraînées, permettent de dépister des lésions des parties molles, du cartilage, voire des érosions osseuses. Ce type d'échographie rivalisera probablement dans l'avenir avec l'IRM.

L'analyse du liquide articulaire

Elle est systématiquement réalisée lorsqu'il y a ponction. L'objectif de la ponction est de soulager, mais aussi, selon les circonstances, d'éliminer certains diagnostics. Le liquide est jaune pâle, épais en cas d'arthrose. Il est dit mécanique, c'est-à-dire qu'il contient peu de cellules, à l'inverse du liquide inflammatoire de la polyarthrite rhumatoïde. Le nombre de cellules de ce liquide arthrosique est inférieur à 2 000 éléments par millimètre cube. Il ne contient pas de germes. On recherche aussi, au cours de cette analyse, la présence de cristaux de calcium. Leur présence évoque une chondrocalcinose, et celle de cristaux d'acide urique, la goutte.

Les analyses de sang

Elles sont normales dans l'arthrose. Il n'y a pas de modification du nombre ni de la forme des globules blancs et des globules rouges. Le taux de calcium est normal. La vitesse de sédimentation, qui reflète le degré d'inflammation, est normale en dehors de poussées inflammatoires. Cet examen simple à réaliser et peu onéreux permet d'orienter le diagnostic. En présence d'une atteinte inflammatoire ou infectieuse, on note une augmentation de la vitesse de sédimentation.

La recherche progresse sur les marqueurs biologiques, qui permettraient de diagnostiquer précocement l'arthrose et de suivre de près son évolution, mais pour l'instant cette pratique n'est pas d'usage courant.

Les autres affections rhumatismales

Si vous ne souffrez que d'arthrose, cette partie essentiellement informative sur les autres rhumatismes ne vous concerne pas directement.

« Rhumatisme » – un très vieux terme – signifie étymologiquement « écoulement d'humeur ». Il vient du grec *rhein*, qui signifie « couler ». À l'origine, ce mot désignait les maladies des articulations qui s'accompagnaient d'un gonflement et d'un épanchement. La rhumatologie moderne a élargi son champ d'intervention à l'ensemble des affections de l'appareil locomoteur : articulations, os, mais aussi muscles, tendons et ligaments.

Schématiquement, on classe les rhumatismes en deux catégories : ceux dits dégénératifs – l'arthrose – et les autres, inflammatoires. En fait, la réalité est plus complexe. Dans les rhumatismes avec signes inflammatoires, il faut distinguer les authentiques rhumatismes inflammatoires, comme la polyarthrite rhumatoïde, de ceux qui ont une origine métabolique – la goutte – ou infectieuse – l'arthrite septique. Il faut aussi différencier les rhumatismes strictement articulaires et les autres, dits extra-articulaires parce que ce sont les structures périphériques de l'articulation (tendons, bourses séreuses, ligaments) qui sont atteintes.

Il existe plus d'une centaine de rhumatismes différents et certains ont des spécificités : ils apparaissent plus volontiers dans certaines tranches d'âge, concernent plus un sexe que l'autre, ou ont une origine liée à un type génétique particulier. Plusieurs types de spondylarthrites ont aussi une origine infectieuse clairement identifiée, et il ne semble pas exclu que ce soit également le cas pour certaines formes de polyarthrites rhumatoïdes. Nombreux seraient donc les rhumatismes relevant pour une part d'un processus infectieux – viral ou bactérien.

Types de rhumatismes le plus fréquemment rencontrés

Rhumatisme dégénératif	Arthrose
Rhumatismes inflammatoires	Polyarthrite rhumatoïde Spondylarthrite ankylosante Rhumatisme psoriasique Lupus érythémateux disséminé (maladie de système)
Rhumatismes infectieux et métabolique	Arthrite septique (origine infectieuse) Chondrocalcinose Goutte (origine métabolique)
Autres affections rhumatismales	Ostéoporose (maladie osseuse) Maladie de Paget (maladie osseuse) Fibromyalgie (maladie musculaire)

La polyarthrite rhumatoïde

La polyarthrite rhumatoïde n'est pas une maladie rare : elle touche environ 1 % de la population mondiale et au moins 300 000 personnes en France. Elle concerne surtout les femmes. Les deux périodes les plus habituelles d'apparition se situent entre 20 et 40 ans et au début de la ménopause, vers 50 ans.

De gravité très variable, la polyarthrite rhumatoïde se manifeste par des douleurs articulaires le plus souvent symétriques. Elle touche de façon privilégiée les articulations des doigts et des poignets qui deviennent rouges, chaudes, douloureuses, et s'enraidissent. Dans les cas les plus sévères, les mains se déforment de façon importante, ce qui entraîne parfois un véritable handicap. Les pieds, les épaules, les coudes et les genoux peuvent également être atteints. Heureusement, seuls 10 % des personnes porteuses de polyarthrite rhumatoïde développent une forme sévère de la maladie, 30 % des formes bénignes – certaines passent même parfois inaperçues – et 60 % des formes dites modérées.

Les circonstances d'apparition de la polyarthrite rhumatoïde ne sont pas identifiées et son évolution est imprévisible. Cette maladie est dite auto-immune, c'est-à-dire que le corps réagit contre certaines parties de l'organisme qu'il considère comme étrangères, ici, en l'occurrence, contre les articulations. De nombreux gènes sont impliqués dans cette affection mais tous ne sont pas encore identifiés. Il existe aussi une théorie infectieuse expliquant l'apparition de la polyarthrite rhumatoïde. Des virus pourraient infecter des cellules qui, transformées, ne seraient plus reconnaissables par l'organisme. Un stress mal maîtrisé, une alimentation mal orientée pourraient aussi jouer un rôle dans l'évolution de cette maladie. Bien qu'elle soit encore mal connue, elle peut être pondérée par certains traitements et par une hygiène de vie adaptée.

Compte tenu de la destruction cartilagineuse qu'elle peut entraîner, la polyarthrite rhumatoïde devrait être diagnostiquée le plus tôt possible. Il est cependant souvent difficile de la déceler dans sa forme débutante car les symptômes de certaines polyarthrites rhumatoïdes ressemblent à ceux d'autres rhumatismes inflammatoires. Mais, dans la polyarthrite rhumatoïde, c'est l'inflammation de la synoviale qui est en cause et rend redoutable cette maladie puisqu'elle provoque des lésions articulaires et des érosions osseuses parfois très sévères.

La spondylarthrite ankylosante

La spondylarthrite ankylosante fait partie des rhumatismes appelés inflammatoires, et touche l'articulation sacro-iliaque et la colonne vertébrale. L'ankylose qui s'installe progressivement provoque des raideurs d'importance variable accompagnées d'une fatigue générale. Ainsi monsieur Jean L., 38 ans, député, imputait sa fatigue chronique au surmenage et ses douleurs lombaires à ses innombrables voyages en avion et à son canapé-lit peu confortable de l'Assemblée nationale. Devant la persistance des troubles, il consulta un médecin et fut surpris d'apprendre qu'il était atteint d'une spondylarthrite ankylosante...

Les douleurs lombaires résultent de l'inflammation des tendons et des ligaments qui enserrent la colonne vertébrale, ou rachis. Ces douleurs s'intensifient souvent la nuit et peuvent devenir intolérables au petit matin. À un stade avancé, c'est l'ensemble de la colonne vertébrale qui est touché. D'autres articulations sont également susceptibles d'être atteintes : les hanches, les genoux, les chevilles, les épaules et les mains. Dans les formes sévères, heureusement très peu fréquentes, des troubles respiratoires apparaissent. Les mouvements d'inspiration profonde deviennent douloureux, ce qui entraîne une limitation et une dégradation de l'amplitude respiratoire.

Cette maladie est en partie d'origine génétique. Chez 60 % à 90 % des patients souffrant de spondylarthrite ankylosante est présent l'antigène HLA B27. Les antigènes HLA (*human leucocyte antigen*) B sont des protéines situées à la surface des globules blancs du sang, et il en existe plusieurs types, dont le B27. Heureusement, la présence de cet antigène, dont 8 % des Français sont porteurs, n'entraîne le développement de la maladie que dans 20 % des cas.

Un des objectifs essentiels des différents traitements médicamenteux existants est de lutter contre l'enraidissement de la colonne vertébrale et de limiter les déformations. Une gymnastique quotidienne est également indispensable pour renforcer les muscles du cou et du dos, et il est conseillé de dormir sur le ventre afin de limiter les risques de déformation du rachis vers l'avant.

La goutte

Ce rhumatisme est dit métabolique. Il est lié à une surcharge en acide urique dans le sang (le taux normal est d'environ 70 mg/l). Sa fréquence actuelle est moindre qu'autrefois, même si sa présence dans l'imaginaire collectif reste vive, et demeure assimilée aux excès de table auxquels se livraient les « puissants ».

La goutte est due à une surproduction ou à un défaut d'élimination de l'acide urique. Celui-ci se dépose dans les articulations sous forme de cristaux. La localisation préférentielle est, sans qu'on sache pourquoi, le gros orteil. La crise de goutte est décrite par les personnes qui en sont atteintes comme insupportable. L'orteil devient inflammatoire, chaud, et le simple frottement du drap est très douloureux. Le goutteux a toujours un désir impérieux d'être soulagé. La crise aiguë peut être amendée efficacement par des antidouleur, des anti-inflammatoires et de la colchicine. Le traitement de fond fait appel à l'allopurinol, qui réduit la concentration d'acide urique dans le sang. Peuvent également survenir des coliques néphrétiques : des calculs formés par l'acide urique obstruent partiellement ou parfois complètement les voies urinaires entre le rein et la vessie. La dilatation engendrée provoque de violentes douleurs. Des prédispositions génétiques associées à une alimentation inadaptée favorisent l'apparition de la goutte. La consommation de viande, de gibier, de produits alcoolisés comme les vins cuits doit être modérée, et une large place doit être faite dans l'alimentation aux fruits et aux légumes.

Dans les formes non traitées, rarissimes de nos jours, les cristaux d'acide urique finissent par se déposer un peu partout dans l'organisme, notamment sous la peau. Apparaissent alors des nodules, appelés tophus, souvent visibles au niveau du lobe des oreilles.

La chondrocalcinose

Il s'agit d'une affection douloureuse mais bénigne, souvent appelée « pseudo-goutte ». Elle se caractérise par des dépôts de cristaux de calcium (phosphate de calcium) dans les articulations, qui deviennent rouges, tuméfiées et douloureuses.

Ce sont les genoux qui sont le plus souvent atteints, mais les poignets et les chevilles peuvent aussi être touchés. Le diagnostic est facilement confirmé par la radiographie. Un fin liséré correspondant au dépôt de cristaux de calcium est bien visible dans l'articulation. Cette affection, qui ne comporte pas de traitement spécifique, atteint aussi bien les hommes que les femmes après 65 ans. Les causes de son apparition sont inconnues et son évolution imprévisible. On sait toutefois qu'il est inutile de réduire les apports alimentaires en calcium.

L'ARTHRITE SEPTIQUE

Lorsqu'une atteinte inflammatoire articulaire succède à une infection due à un germe, le plus souvent une bactérie, on parle d'arthrite septique. Deux situations sont à distinguer : l'une est liée à l'introduction du germe par effraction cutanée (traumatisme avec plaie, morsure, piqûre d'épine...). L'autre est secondaire à un foyer infectieux à proximité de l'articulation (abcès par exemple). Dans tous les cas, seul un traitement qui fait appel aux antibiotiques permet de circonscrire l'infection. Un drainage chirurgical est parfois nécessaire pour évacuer le pus accumulé au niveau de l'articulation.

Une autre forme d'arthrite atteint des personnes qui présentent un terrain dit immuno-déprimé, c'est-à-dire dont les défenses immunitaires sont affaiblies en raison d'une maladie grave ou d'une dénutrition importante.

L'OSTÉOPOROSE

L'ostéoporose est une maladie des os qui correspond à une diminution de la trame des os du squelette associée à une décalcification. En effet, l'os est une structure en renouvellement permanent, élaborée par des cellules appelées ostéoblastes puis résorbée par d'autres cellules, les ostéoclastes.

Lorsque le bilan devient négatif, que la destruction l'emporte sur la synthèse, cette raréfaction, associée à une perte de la qualité de l'architecture de l'os, peut induire des fractures. Celles-ci apparaissent parfois spontanément ou à la suite d'un traumatisme minime, comme une simple chute. Les parties du squelette les plus vulnérables sont le col du fémur, les poignets, les côtes et les vertèbres.

En cas de fracture du col du fémur, une prothèse permettant une mobilisation rapide est parfois mise en place ; pour les fractures des vertèbres, appelées « tassement vertébral », une simple réduction des activités suffit. En cas de douleurs intenses, un repos au lit, voire une immobilisation par corset peuvent être préconisés.

Les risques d'ostéoporose augmentent chez les femmes ménopausées : la sécrétion d'œstrogènes par les ovaires diminuant, ces hormones vont moins protéger les os. La perte de densité osseuse touche aussi les hommes, mais plus tardivement. Il existe en fait deux types d'ostéoporose, celle qui survient chez la femme ménopausée et celle qui atteint les deux sexes après 75 ans et qui est qualifiée d'« ostéoporose sénile ». Le diagnostic d'ostéoporose se fait grâce à un examen : l'ostéodensitométrie. Selon la norme qui a été définie, pour une valeur de –2,5 chez la femme, on parle d'ostéoporose.

Des facteurs génétiques entrent en jeu dans l'apparition et l'évolution de l'ostéoporose, mais les facteurs environnementaux ont leur importance. Une alimentation inadaptée, insuffisamment riche en calcium et en vitamine D, augmente le risque d'apparition de l'ostéoporose et par conséquent le risque de fracture. On considère que l'apport en calcium doit être suffisant dès l'enfance et durant l'adolescence et qu'une carence pendant cette tranche de vie est un facteur favorisant l'ostéoporose. Il est également nécessaire qu'il n'y ait pas de « fuite » du calcium osseux, celle-ci étant favorisée par une alimentation trop riche en sel (chlorure de sodium ou NaCl) et trop « acide » (voir p. 154).

La sédentarité est également un facteur qui majore significativement la raréfaction osseuse. Aussi les activités physiques sont-elles une composante essentielle des programmes de lutte contre l'ostéoporose. Madame Nicole V., 59 ans, présentait une ostéoporose et fut prise en charge par son médecin sur le plan médicamenteux. Au cours des mois suivants, son état demeura stationnaire, ce qui laissa le médecin perplexe. Madame Nicole V. lui expliqua que, ayant peur que ses os ne se cassent, elle limitait au maximum ses activités physiques. C'était une erreur car les os, s'ils ne sont pas soumis à un certain nombre de contraintes, deviennent de plus en plus fragiles. La reprise d'une activité physique progressive, d'intensité modérée, ainsi qu'une alimentation bien orientée ont aidé à faire régresser son ostéoporose.

Ainsi, l'ostéoporose peut être prévenue par une hygiène de vie adaptée, l'absence de prise de toxiques pour l'os tels que le tabac, l'alcool en excès. Certains médicaments comme les corticoïdes, lorsqu'ils sont indispensables, doivent être pris à la dose minimale efficace. Contrairement à une idée souvent répandue, l'ostéoporose est indolore, sauf en cas de fracture. Sur le plan curatif, il existe de nombreuses possibilités thérapeutiques qui ne se réduisent pas au controversé traitement hormonal substitutif (THS) de la ménopause.

La fibromyalgie

Longtemps victimes d'un manque de considération de la part des médecins, les douleurs musculaires chroniques mal localisées, diffuses, accompagnées d'une fatigue chronique, de troubles de sommeil et d'une dépression, ont pourtant un nom : la fibromyalgie. Encore insuffisamment diagnostiquée, cette affection, représente pourtant, selon certaines enquêtes, de 6 % à 15 % des consultations des rhumatologues.

La fibromyalgie ne touche pas les articulations mais les tissus mous qui les entourent : muscles, tendons et ligaments.

Les personnes qui en sont atteintes, surtout des femmes (5 femmes pour 1 homme), essentiellement en période pré-ménopausique, décrivent plusieurs symptômes : des douleurs musculaires avec des raideurs, notamment au niveau du cou et des épaules, et une fatigue chronique qui se manifeste dès le réveil sous forme d'épuisement et d'un manque total d'énergie. Un véritable cercle vicieux se met souvent en place.

Madame Sylvie G., 40 ans, n'arrivait plus à assurer ses tâches quotidiennes, à cause non pas des douleurs, mais de la fatigue et d'un syndrome dépressif qui l'avait conduite à se faire hospitaliser. Une fois le diagnostic de fibromyalgie posé, elle se sentit beaucoup mieux. Elle n'était pas guérie de sa maladie, mais elle était rassurée que l'on ait pris ses troubles en considération et que l'on soit parvenu à les identifier.

Le diagnostic de la fibromyalgie repose sur un ensemble de signes. Les douleurs musculaires sont diffuses, mais augmentent lorsqu'on appuie sur certains points d'insertion des tendons` Dix-huit points sont actuellement répertoriés. De nombreuses recherches sont en cours sur cette maladie encore mal comprise et qui porte plusieurs noms : fibrosite, fibromyalgie, myofibrosite interstitielle et plus récemment SPID, « syndrome polyalgique idiopathique diffus ». Une approche transdisciplinaire permet une meilleure prise en charge.

2

LA PLACE DES TRAITEMENTS ALTERNATIFS

Les traitements de l'arthrose

Il existe un vaste choix de traitements pour soigner l'arthrose. Certains sont dits conventionnels : ce sont les traitements allopathiques et chirurgicaux. D'autres, appelés alternatifs, font appel aux plantes médicinales, à l'homéopathie...

Nous commencerons par décrire les traitements alternatifs, qui occupent une place essentielle dans l'arsenal thérapeutique destiné à vous soulager. Il en existe plusieurs ; nous insisterons, dans ce chapitre, sur les traitements à base de plantes.

Le choix du traitement, après avis médical, dépend du stade évolutif, de la localisation, du type de douleur, de la rapidité d'installation mais aussi du terrain, c'est-à-dire de l'état général et des éventuelles maladies associées. Ainsi, ne seront pas traités de la même manière une femme en période de ménopause souffrant d'arthrose aux mains, et un homme de 45 ans qui, en pleine activité professionnelle, est atteint d'arthrose de la colonne vertébrale.

Si les nombreux moyens de traiter l'arthrose ont tous un intérêt, ils ont aussi leurs limites. Jusqu'à présent, malgré des tolérances variables, le recours aux traitements médicamenteux anti-inflammatoires a été trop systématique alors que les traitements alternatifs et physiques (gymnastique, massages, rééducation...) ont été insuffisamment mis en avant. Ils ont pourtant l'avantage d'éviter les effets secondaires qu'engendrent de nombreux médicaments ; en outre, ils permettent une personnalisation de la prise en charge de votre arthrose. Dans tous les cas, une bonne hygiène de vie (alimentation adaptée, activité physique régulière, absence de tabagisme) est prépondérante si l'on veut en réduire l'impact.

Commençons par analyser les moyens thérapeutiques qui sont à votre disposition. Vous pourrez ensuite définir la marche à suivre et élaborer un programme avec l'aide de votre médecin. Surtout, ne vous négligez pas par fatalisme. Ce serait une erreur, car il est possible de faire régresser l'arthrose en limitant les processus destructeurs des cartilages et l'impact des poussées inflammatoires.

Nous allons vous guider et vous donner des informations concrètes.

Les objectifs des traitements contre l'arthrose

- **Soulager la douleur.** C'est l'objectif numéro un. Il correspond à votre demande essentielle, particulièrement en cas de poussée inflammatoire. Il s'agit du principal motif de consultation.
- **Lutter contre l'enraidissement.** Maintenir la fonction articulaire est primordial et suppose une activité physique régulière. Une gymnastique quotidienne réalisée de façon autonome peut suffire. Suivant le degré de l'atteinte, une rééducation sous la surveillance d'un kinésithérapeute peut être nécessaire.
- **Agir sur le cartilage.** Limiter sa destruction et favoriser autant que possible sa régénération est le but de plusieurs types de traitements. Ils ont pour objectif de protéger le cartilage de l'articulation.

L'approche par les traitements alternatifs

Les traitements dits « alternatifs » correspondent à des thérapeutiques qui ont été utilisées pendant des siècles et qui peuvent l'être à nouveau de nos jours, à la lumière de nos connaissances actuelles – du moins pour des approches comme la phytothérapie et l'acupuncture. Parfois « oubliée », voire rejetée, la médecine traditionnelle – terme peut-être plus adéquat que l'adjectif « alternatif » – avait certes ses limites : elle n'a pu juguler les grandes infections liées à divers microbes ni soigner certaines affections du cœur ou des vaisseaux. Mais elle savait s'occuper du « terrain » de chaque personne. Elle ne séparait pas systématiquement le corps de l'esprit, et son efficacité était réelle dans de nombreux domaines. Tout empirique qu'elle fût, elle a permis de soigner divers maux. Aujourd'hui, grâce aux progrès de la biologie, on comprend de mieux en mieux son action. Il est enfin possible de ne plus opposer médecine allopathique et médecine traditionnelle. Elles sont, dans bien des circonstances, complémentaires.

Pour ce qui concerne l'arthrose, l'allopathie est à envisager, comme nous allons le voir, dans certaines circonstances (poussée congestive sévère...) tout en tenant compte de ses effets secondaires. La médecine traditionnelle a quant à elle toute sa place dans l'arsenal thérapeutique. Bien qu'elle ait elle aussi ses propres limites, elle pourrait et devrait connaître un essor plus important. Certaines méthodes peuvent être mises en pratique par chacun d'entre vous. Nous insisterons également sur la nécessité d'avoir une bonne hygiène de vie, liée à des exercices physiques adaptés, à une alimentation bien choisie, à un sommeil récupérateur. Ces approches sont essentielles pour conserver une santé optimale. Différentes autres techniques thérapeutiques peuvent aussi être bénéfiques : l'acupuncture, l'ostéopathie, l'homéopathie... Elles nécessitent le recours à un praticien expérimenté et, chacune d'elles étant fortement individualisée, il n'existe pas de recette prête à l'emploi. Le praticien qui vous prendra en charge pourra néanmoins vous conseiller. Votre homéopathe vous indiquera par exemple quels sont les granules qui correspondent le mieux à votre tempérament en cas de crise – nous vous donnerons quant à nous la liste de ceux qui sont le plus souvent prescrits. Vous pourrez aussi apprendre à effectuer des pressions sur certains points du corps (digitopuncture) avec l'aide de votre acupuncteur.

Dans le cadre de l'élaboration de votre programme antiarthrosique, différentes techniques thérapeutiques vous sont donc proposées. Entrons dans le vif du sujet avec les plantes médicinales.

La phytothérapie

Les possibilités de traitements

Les plantes offrent des possibilités de soins très importantes. Depuis la nuit des temps, les hommes ont répertorié, classé et testé les espèces végétales ; c'est à Discoride, médecin grec du début de notre ère, que nous devons le premier herbier de plantes médicinales.

Le pouvoir médicinal des plantes a été de mieux en mieux compris au cours des âges, en fonction de l'expérience et des traditions. Souvent, la capacité des plantes à soigner différentes maladies ou symptômes a été confirmée *a posteriori* par les méthodes modernes d'analyse chimique. Néanmoins, de nombreuses études restent à faire pour décrypter tous les secrets de « mère Nature ». L'une des difficultés est que, lorsqu'un principe actif est découvert au sein d'une plante, la synthèse de celui-ci puis son administration ne produisent pas toujours les effets attendus. En effet, c'est bien souvent une synergie complexe de principes contenus dans la plante, et non pas un seul principe actif, qui agit contre un symptôme ou une maladie. Ce concept a été difficile à faire admettre à une partie de la communauté scientifique qui souhaitait raisonner de la même manière pour les plantes et pour les médicaments allopathiques, dont le mode d'action est le suivant : une molécule issue d'une synthèse chimique agit sur un récepteur qui transmet une information susceptible de modifier tel ou tel comportement moléculaire ou cellulaire. La nature, elle, est infiniment plus subtile.

Dans l'arthrose, les plantes peuvent être utilisées en prévention et en traitement curatif, par l'intermédiaire de tisanes, mais aussi sous forme de gélules.

Infusions, décoctions et gélules

• Les infusions. À partir de feuilles, de fleurs, de sommités fleuries ou de l'ensemble de la partie aérienne de la plante médicinale, la tisane est préparée comme suit : faire bouillir de l'eau ; y verser le mélange de plantes, puis laisser infuser de 10 à 15 min après avoir retiré le récipient du feu. Filtrer la préparation et boire l'infusion dans la journée ; celle-ci peut être conservée au réfrigérateur.

• Les décoctions. Le principe est proche, mais il est nécessaire de maintenir les plantes dans l'eau à ébullition pendant 10 à 15 min. En effet, ce sont les parties les plus fermes de la plante qui sont utilisées ici : racines, écorce. On laisse ensuite infuser le mélange de plantes 15 min environ avant de filtrer et de boire.

Dans les deux cas, les principes actifs se dissolvent dans l'eau. Il est nécessaire de veiller au type de mélange utilisé dans une même tisane. Par exemple, il n'est pas judicieux d'associer dans une tisane, en cas d'arthrose, de l'écorce de saule avec les sommités fleuries de la reine-des-prés, dont les principes actifs se volatilisent durant l'ébullition.

• Les gélules. On peut aussi utiliser les plantes sous forme de poudre. *Stricto sensu*, la dénomination « poudre de plante » correspond sur le plan galénique à une préparation bien particulière. La plante entière – son totum –, séchée puis broyée à très basse température (cryobroyage), est tamisée avant d'être répartie dans des gélules. Le procédé est simple et les prises pratiques, puisqu'il suffit d'absorber des gélules toutes prêtes.

Des gélules de plantes peuvent aussi contenir des extraits secs, issus de la dessiccation d'une partie seulement de la plante – celle qui contient le principe actif –, associés à un solvant. L'extrait sec, aussi appelé nébulisat, contient une forte concentration des principes actifs médicinaux de la plante, et possède donc un pouvoir thérapeutique important. Il existe aussi des extraits fluides solubilisés dans de l'alcool ou dans des fluides glycérinés.

Les plantes peuvent soit remplacer certains médicaments, soit agir en complément et limiter l'usage de l'allopathie. Elles n'ont pas la même efficacité, au sens pharmacologique, que certains médicaments comme les anti-inflammatoires en cas de poussée congestive importante, mais elles n'ont pas non plus leurs effets secondaires. Elles agissent en préservant l'organisme, et nombre de plantes assurent aussi un « drainage » du corps en le détoxifiant.

Les plantes sont moins étudiées que les substances chimiques. Ces dernières, brevetables, sont plus intéressantes sur le plan commercial. Aussi le nombre d'études de grande envergure concernant les plantes est-il insuffisant. Cependant les témoignages d'efficacité sont nombreux et certaines plantes, comme l'harpagophytum, ont bénéficié d'analyses qui permettent de mieux codifier leur usage.

Les plantes, dans les limites de leur action, peuvent souvent se substituer en première intention aux médicaments chimiques ou en limiter la consommation. Il est ainsi possible d'éviter les effets néfastes de nombreux traitements allopathiques. Les plantes ont aussi dans bien des cas une action préventive, alors à vos tisanes !

Les différentes plantes conseillées dans l'arthrose

L'harpagophytum

L'harpagophytum, aussi appelé « griffe du diable » à cause de la forme de ses fruits, est originaire d'Afrique australe, plus exactement de Namibie et du Botswana. Il a été introduit en Europe par un médecin allemand, et ce sont ses racines secondaires qui sont utilisées pour leurs vertus antirhumatismales. Des études ont démontré l'efficacité anti-inflammatoire de cette plante, qui présente aussi des vertus antigoutteuses puisqu'elle fait baisser le taux d'acide urique dans le sang. Il est difficile de la consommer en tisane à cause de son amertume, mais elle peut être prise sous forme de gélules. Pour bénéficier de ses bienfaits, il faudrait idéalement que vous preniez 50 milligrammes par jour d'harpagoside, qui est le principe actif de la racine. Cela correspond à environ 4 grammes de poudre de plante. Les doses nécessaires sont réduites lorsque ce sont des extraits secs obtenus par évaporation de la substance végétale à partir d'un solvant. Dans les douleurs arthrosiques, un essai a montré l'efficacité de gélules d'extrait sec à la dose quotidienne de 2,4 grammes (à répartir en plusieurs prises sur 24 heures). Pour des douleurs du rachis, et plus particulièrement lombaires, l'harpagophytum, selon différentes études, s'est montré efficace en atténuant les douleurs et en améliorant la mobilité. Ainsi, chez des personnes souffrant du dos de façon chronique, une diminution significative des douleurs et de la raideur musculaire a pu être observée avec l'harpagophytum.

Cette plante rampante a des vertus reconnues depuis longtemps. En France, elle a le statut de plante médicinale et, à ce titre, ne peut être vendue qu'en pharmacie. Notre expérience nous la fait prescrire à des doses moindres que celles de l'étude citée, soit 0,3 gramme d'extrait sec, à raison de 2 gélules trois fois par jour en cas de poussée congestive douloureuse pendant une durée de 10 à 15 jours suivant son importance et sa localisation. Ainsi, à cette posologie, madame S., qui avait de plus en plus de poussées inflammatoires et qui ne supportait plus aucun médicament, a pu recommencer à faire ses courses elle-même. Elle prend ces gélules en cas de crise et en a une réserve chez elle. La consommation quotidienne de tisane et une meilleure hygiène de vie ont aussi contribué à l'amélioration de sa santé et à réduire de façon significative la fréquence et la durée des poussées inflammatoires.

Signalons que, outre ses propriétés anti-inflammatoires, antidouleur et antigoutteuses, l'harpagophytum est réputé faire diminuer le taux sanguin de cholestérol. Cette plante aux multiples vertus a peu d'effets indésirables – parfois des épisodes de diarrhée en cas de posologie inadaptée – et n'a pas de toxicité « documentée », c'est-à-dire qu'aucune contre-indication n'a fait l'objet à ce jour d'une publication. Son action peut être renforcée par l'usage d'autres plantes comme le saule et la reine-des-prés sous forme de gélules, ou par l'emploi de gels à base d'harpagophytum (harpadol gel, différentes préparations...) pour compléter les prises orales. Les applications de gel doivent se faire deux fois par jour, et leur efficacité est surtout rapportée pour des articulations peu profondes (main, genou, cou...).

Le cassis

Les feuilles de cassis sont utiles dans le traitement de l'arthrose. Une étude consacrée à cette plante a mis en évidence une diminution de la douleur chez 67 % des personnes qui l'avaient utilisée pendant 60 jours sous forme de suspensions intégrales de plantes fraîches. On notait aussi une amélioration des mouvements et une nette réduction de la consommation spontanée de médicaments antidouleur ; ces personnes se sont déclarées très satisfaites. L'usage des feuilles de cassis, comme pour l'harpagophytum, permet aussi de diminuer le taux circulant d'acide urique dans le sang, ce qui réduit les risques de crise de goutte. Cette plante contient des flavonoïdes et différents composés qui expliquent ses multiples actions : anti-inflammatoire, antidouleur, mais aussi dépurative (elle aide au « drainage » de l'organisme) et antifatigue (elle est reminéralisante). La prise de ses feuilles diminuerait également la tension artérielle.

Le cassis est une plante aux multiples usages en fonction de la partie utilisée :

• Les feuilles, nous l'avons vu, sont indiquées pour les affections rhumatismales.

• Les baies, particulièrement riches en vitamine C, en bêta-carotène et en éléments minéraux, ont des vertus antioxydantes qui favoriseraient la longévité. Une autre indication traditionnelle est leur usage en cas de fragilité des vaisseaux capillaires afin de renforcer leurs parois. Ainsi, dans les problèmes oculaires liés à un trouble vasculaire, mais aussi en cas de jambes lourdes secondaires à un retour veineux insuffisant (varices), il est conseillé de consommer ces baies.

• Les bourgeons, pour leur part, après une préparation spécifique (macérat glycériné), ont la vertu d'activer une petite glande du corps, la surrénale, située au-dessus de chaque rein. Stimulée, celle-ci va renforcer l'immunité et aider à lutter contre des maladies infectieuses ; elle a également une action antiallergique. De nombreuses personnes sont sensibles à un apport de 30 à 50 gouttes (en fonction de la corpulence) le matin à jeun de *Ribes nigrum* (nom latin du cassis) sous forme de BMG (Bourgeon macerat glycériné) à 1 D (1 dilution).

La reine-des-prés, ou ulmaire

Cette plante est depuis fort longtemps préconisée dans les affections rhumatismales. Elle a été utilisée dès l'Antiquité et au Moyen Âge avant d'être remise à l'honneur, au XIXe siècle, pour ses vertus. Elle est considérée comme de l'« aspirine végétale » et peut calmer les douleurs des personnes atteintes d'arthrose grâce à ses sommités fleuries, qui contiennent du salicylate de méthyle et de l'aldéhyde salicylique, aux vertus anti-inflammatoires. C'est au XIXe siècle qu'un chimiste allemand identifia ses composés chimiques et qu'une firme industrielle commença à synthétiser et à commercialiser ce produit. Cette plante renferme aussi des constituants comme le soufre, le fer et le calcium. Dans son utilisation sous forme de tisane, il faut veiller à ne pas faire bouillir trop longtemps l'eau contenant les sommités fleuries, car leurs principes actifs sont en partie entraînés par la vapeur d'eau.

L'action antidouleur et anti-inflammatoire de la reine-des-prés est assez rapide ; n'hésitez pas à en prendre en cas de besoin. Ses fleurs, associées à d'autres plantes comme le cassis ou le frêne, permettent de confectionner des tisanes idéales (nous en indiquons plus loin quelques-unes). Vous pourrez en parler à votre pharmacien ou herboriste.

Le frêne

Cet arbre qui pousse un peu partout en Europe est appelé « quinine d'Europe ». Ses feuilles sont utilisées comme antirhumatismal depuis fort longtemps. Les usagers de cette plante notent, pour la plupart, une sédation significative des douleurs arthrosiques. L'action anti-inflammatoire peut s'expliquer par la présence de monoterpène (iridoïde) dans les feuilles, lesquelles ont aussi la vertu de diminuer le taux d'acide urique dans le sang. Elles abaisseraient également le taux de cholestérol, mais des études sont nécessaires pour confirmer ce point. Les feuilles de frêne séchées sont peu chères à l'achat, une raison de plus pour les consommer. Sachez enfin qu'un certain nombre d'auteurs croient aussi en ses vertus antivieillissement.

Le saule

Très utilisée en Allemagne, l'écorce de saule (mélange d'espèces : *Salix alba, S. fragilis, S. purpurea et/ou S. daphanoides vill*) est un antiarthrosique majeur. En effet elle contient, comme la reine-des-prés, des dérivés salicylés, mais ne provoque pas de lésions de la muqueuse de l'estomac. Il n'y a donc pas de risque de gastrite ou d'ulcère aux doses habituellement préconisées ; cependant, le saule est déconseillé aux personnes allergiques à l'aspirine.

Selon plusieurs analyses, l'écorce de saule, à des doses de 240 milligrammes par jour de salicosides, induit une atténuation significative des symptômes douloureux. Cette action a pu être observée sur les douleurs du rachis dorsal. Il semble que l'action de l'écorce de saule soit complexe, d'autres composés que les dérivés salicylés entrant en synergie avec eux.

Délaissé à tort en France, le saule a été beaucoup utilisé autrefois, et faisait partie de la pharmacopée de nombreux médecins. Il devrait logiquement revenir sur le devant de la scène prochainement dans les pathologies rhumatismales, compte tenu de son efficacité souvent énoncée par ses usagers et par l'absence d'effets indésirables jusqu'à présent rapportée.

L'ortie

La partie de l'ortie dioïque utilisée sur le plan médicinal est la feuille, mais l'ensemble des parties aériennes est intéressant. Il s'agit d'un remède souverain, même si ceux qui apprécient son contact sont rares ! Séchée ou utilisée sous forme de suspension de plantes, l'ortie est efficace dans plusieurs domaines. Elle agit sur l'inflammation articulaire et sur les douleurs arthrosiques en aidant à bloquer le processus inflammatoire initial. Selon une étude, 45 % des personnes ayant consommé de l'ortie se sentaient soulagées, 38 % réduisaient leur prise de médicaments allopathiques et 26 % les supprimaient totalement. L'ortie a aussi d'autres vertus (reminéralisante, antifatigue) et contribue à restaurer la qualité du sommeil. Sa richesse en minéraux (potassium, fer, silice...) en fait une plante de choix à associer à la prêle dans le cadre de cures préventives bisannuelles à l'entrée de l'hiver et à la fin du printemps.

Certains l'ont employée avec succès contre la chute des cheveux, ce qui peut s'expliquer si cette dernière est due à une carence minérale, mais l'ortie ne représente pas le traitement de l'« alopécie ». Cette plante aux multiples vertus a été trop délaissée. Autrefois il était courant de la mettre dans les potages, ce qui permettait d'éviter bien des désagréments de santé ; pourquoi n'en feriez-vous pas autant ?

La vergerette du Canada

Cette plante a été introduite en Europe accidentellement, et l'on ne s'est pas aperçu immédiatement de ses bienfaits. Actuellement, on l'utilise dans l'arthrose pour son action anti-inflammatoire et pour diminuer le taux d'acide urique dans le sang. Il est néanmoins difficile de se procurer la forme botanique médicalement active (*Erigeron canadensis*) de cette plante, dont les propriétés varient selon la période de cueillette. Devant une plante séchée, il est impossible de déterminer sa période de récolte et donc de prédire son degré d'efficacité.

La prêle

Cette plante est un reminéralisant de choix car elle renferme de nombreux éléments minéraux. La plante entière (partie aérienne) est proposée dans le traitement de fond de l'arthrose. La silice qu'elle contient est un élément essentiel, trop souvent oublié dans l'approche préventive et thérapeutique de nombreuses maladies ; pourtant elle contribue à réduire le vieillissement de différents organes et parties de l'organisme, notamment le cartilage.

Cette plante peut sans inconvénient être prise au long cours, car elle ne présente pas d'effets secondaires connus. Si vous en consommez régulièrement, elle devrait vous aider à vivre longtemps en atténuant l'impact de votre arthrose. Vous pouvez l'associer à d'autres plantes reminéralisantes comme l'ortie, qui contient également de la silice mais en moindre concentration.

La prêle existait déjà à l'ère primaire et pouvait alors atteindre 20 ou 30 mètres de haut. Elle représentait l'essentiel de la nourriture des dinosaures végétariens, et elle avait la même morphologie que les frêles rameaux de quelques dizaines de centimètres que l'on trouve actuellement sur le bord de nos routes.

Le bouleau

Il ne s'agit pas à proprement parler d'une plante antiarthrosique mais d'une plante de « drainage », favorisant l'« élimination des déchets », selon la terminologie traditionnelle. C'est la feuille du bouleau qui contient les principes actifs ; comme toutes les plantes dépuratives, elle a une action diurétique. Elle peut être associée de façon judicieuse à l'ortie, au frêne et au pissenlit sous forme de tisanes lorsque est recherchée une détoxification de l'organisme. Elle est aussi réputée pour diminuer les inflammations modérées des voies urinaires telles que la cystite. La consommation de nombreux médicaments – parfois nécessaire en fonction des maladies – et leurs inévitables effets secondaires peuvent ainsi être en partie compensés par la prise de bouleau.

Le pissenlit

La feuille et la racine ont également une action dépurative. Le pissenlit, comme le bouleau, fait partie des traitements adjuvants antiarthrosiques. Rien de tel que d'ajouter quelques feuilles tendres de pissenlit à vos salades au printemps ! La racine de pissenlit est utilisée en décoction, mais, compte tenu de son amertume, il vaut mieux aromatiser le breuvage avec d'autres plantes comme la réglisse (à consommer avec parcimonie si vous souffrez d'hypertension artérielle). La feuille, elle, est à préparer en infusion.

Les indications des plantes

En cas de poussée inflammatoire aiguë, quatre plantes sont à combiner : l'harpagophytum, le saule, la reine-des-prés et le frêne.

L'harpagophytum est celle qui a été le plus étudiée. Il faut en consommer sous forme d'extrait sec si l'on veut bénéficier de son effet anti-inflammatoire et antidouleur (l'importance des lésions arthrosiques et leur localisation détermineront la posologie et la durée du traitement).

Le saule, en cas de poussée congestive, doit être pris également sous forme d'extraits secs, seul ou associé à d'autres plantes.

La reine-des-prés est efficace si elle est consommée en quantité suffisante, par exemple sous forme de tisane 3 fois par jour. L'association avec *le frêne* donne de bons résultats.

La durée moyenne des prises est d'environ 15 jours.

Traitement de la crise arthrosique (infusion)

Faire préparer par votre pharmacien ou herboriste, après avis médical, le mélange suivant :

- reine-des-prés 60 g (sommités fleuries)
- frêne 60 g (feuilles)
- cassis 20 g (feuilles)

Prévoir une cuillère à soupe du mélange par tasse. Le mettre dans l'eau frémissante, laisser infuser de 10 à 15 minutes. Filtrer et boire 3 tasses par jour. Celles-ci peuvent être préparées à l'avance. Il faut veiller à ne pas prolonger le séjour de la reine-des-prés dans l'eau bouillante, ses vertus risquant de s'en trouver diminuées. Les tisanes peuvent être aromatisées avec un peu de menthe.

En cas de poussée inflammatoire importante, il est judicieux d'associer la tisane à la prise de gélules d'extraits secs :

Harpagophytum	0,15 g	pour 1 gélule à raison de 2 gélules matin et soir en
Saule	0,15 g	

dehors des repas. En début de processus congestif, une dose de 0,2 gramme d'ortie peut être ajoutée pour son action anti-inflammatoire et dépurative.

L'association avec du paracétamol est licite en cas de douleurs intenses. Si l'inflammation persiste, il faut procéder à une réévaluation du traitement en suivant les conseils de votre médecin.

La prêle, le cassis et le frêne sont à utiliser en traitement de fond. Ces trois plantes doivent être prises très régulièrement sous forme de tisane.

Traitement de fond

Faire préparer par votre pharmacien ou herboriste le mélange suivant :

- prêle 40 g (plante entière)
- cassis 30 g (feuilles)
- frêne 30 g (feuilles)

Prévoir 1 cuillerée à soupe du mélange par tasse. Mettre dans l'eau frémissante, laisser infuser de 10 à 15 min, filtrer et boire 1 tasse de ce mélange tous les soirs pendant 25 jours. Cette cure pourra être répétée à l'automne et au printemps, voire plus souvent en fonction du degré de votre arthrose. Il est nécessaire d'en boire au moins 2 fois par jour. La prêle est reminéralisante, le cassis et le frêne sont drainants et antalgiques. Si vous souhaitez renforcer la composante reminéralisante et drainante, ajoutez au mélange :

- ortie 30 g (sommités fleuries).

Lorsqu'une action plus dépurative est recherchée, complétez la tisane par :

- bouleau 20 g (feuille)
- pissenlit 20 g (feuille)

La vergerette du Canada peut aussi être associée au mélange, mais elle est plus particulièrement réservée en traitement de fond à des sujets ayant un taux spontané élevé d'acide urique dans le sang, en complément des thérapeutiques traditionnelles (allopurinol). Ces propositions sont des exemples qui ont fait, selon notre expérience, la preuve de leur efficacité. Votre médecin pourra les modifier en fonction de votre terrain et de certains aspects thérapeutiques qu'il souhaite renforcer. Par ailleurs, l'utilisation de tisane permet aussi de corriger d'autres troubles :

Si vous avez des difficultés d'endormissement, que vous souffrez de réveils nocturnes ou que vous avez tendance à être insomniaque, mettez dans votre tisane du soir un peu de fleurs de lavande ou de passiflore (15 g de chaque). L'eschsholtzia, qui pousse si facilement dans les jardins, a aussi des vertus sédatives.

Si ce sont des difficultés de digestion qui vous perturbent, n'hésitez pas à ajouter de la mélisse à votre mélange de plantes (30 g).

Si des troubles circulatoires veineux vous donnent l'impression d'avoir des jambes lourdes ou provoquent des varices, des plantes comme l'hamamélis ou la vigne rouge, à raison de 20 g à ajouter à la composition de votre tisane, ou encore le marron d'Inde, vous soulageront.

Il existe aussi de nombreux médicaments à base de plantes prêts à l'emploi. Citons-en quelques-uns qui peuvent être utilisés dans l'arthrose. Ils ne sont pas remboursés par la Sécurité sociale et sont en vente libre. La commercialisation de certaines plantes peut être suspendue sans préavis.

CASSIS : ARKOGÉLULES, BOIRON, ELUSANE
Gélules

Posologie adulte : 1 gélule matin, midi et soir.

CASSIS : EFFIDOSE
Suspension buvable – 14 ampoules

Composition par ampoule : cassis 1,596 g.
Contre-indications : Phénylcétonurie (aspartam).
Posologie adulte : 1 ampoule par jour.
Précautions d'emploi : tenir compte de la présence d'alcool.

CASSIS : NATURA MEDICA
Solution buvable – 20 ampoules

Composition par ampoule : cassis 500 mg.
Posologie adulte : 2 à 3 ampoules par jour.
Précautions d'emploi : tenir compte de la présence d'alcool.

FRÊNE : ARKOGÉLULES, BOIRON, ELUSANE
Gélules

Posologie adulte : 1 gélule matin, midi et soir.

HARPAGOPHYTUM : BOIRON
Gélules

Posologie adulte : 1 à 2 gélules trois fois par jour.

HARPAGOPHYTUM (HARPAGESIC) : ELUSANE
Gélules – Boîte 30

Composition par gélule : harpagophytum 250 mg.
Posologie adulte : 1 gélule matin et soir.

REINE-DES-PRÉS : ARKOGÉLULES, BOIRON, ELUSANE
Gélules

Posologie adulte : 1 à 3 gélules par jour.

VERGERETTE DU CANADA : ARKOGÉLULES
Gélules – Boîte 45

Posologie adulte : 1 gélule matin, midi et soir.

ARKOPHYTUM

Composition : harpagophytum 300 mg ; saule 80 mg ; cassis 80 mg.

L'harpadol (du même laboratoire) ne contient que de l'harpagophytum.

RUMAFIT
Solution buvable – 7 sachets

Composition par sachet : cassis 1 125 mg ; harpagophytum 450 mg ; reine-des-prés 450 mg.

Contre-indications : Phénylcétonurie (aspartam).

Posologie adulte : 1 gélule par jour au moment des repas pendant 1 semaine. La posologie peut être doublée.

Précautions d'emploi : tenir compte de la présence d'alcool.

ARTHROFLORINE, Lehning Tisane – 20 sachets

Composition pour 100 g :

Plantes : saule 25 g ; ortie 25 g ; olivier 25 g ; bouleau 25 g.

Propriétés des plantes utilisées :

– Saule (écorce) : antirhumatismal.

– Ortie (feuilles) : antirhumatismal.

– Olivier (feuille) : draineur.

– Bouleau (feuille) : draineur.

Posologie adulte : 1 sachet par tasse. Boire 1 tasse midi et soir.

MEDIFLOR n° 2 Tisane – 24 sachets

Composition pour 100 g : cassis 25 g ; reine-des-prés 25 g ; frêne 20 g ; bouleau 15 g ; romarin 15 g.

Composition par sachet-dose d'1,80 g : cassis 0,45 g ; reine-des-prés 0,45 g ; frêne 0,36 g ; bouleau 0,27 g ; romarin 0,27 g.

Posologie adulte : 1 sachet par tasse d'eau bouillante ; 1/2 tasses par jour.

Bien tolérés, tous ces médicaments à base de plantes ont prouvé, selon diverses observations, leur utilité en traitement de fond de l'arthrose et en cas de poussées inflammatoires légères à modérées. Outre leurs vertus antirhumatismales, les tisanes présentent l'intérêt de faire boire, ce qui est toujours utile pour assurer ou compléter le drainage de l'organisme.

Les traitements par voie locale

En dehors de l'arnica, dont les fleurs sont connues pour traiter localement les inflammations articulaires ou musculaires d'origine traumatique, il existe de nombreuses autres plantes qui ont un intérêt dans les états inflammatoires de l'appareil locomoteur. Citons le basilic exotique, la camomille romaine, l'eucalyptus citronné, la gaulthénie, le genièvre, l'hélichryse italienne... Ces plantes sont surtout employées sous forme d'huiles essentielles diluées. En effet, pures, elles pourraient se révéler irritantes, voire caustiques pour la peau. Aussi est-il d'usage de les mélanger à une huile neutre de sorte qu'elles ne représentent que 15 % à 20 % de la préparation. Le support peut être l'huile de noisette, qui a notre préférence car elle a une bonne texture et est à un prix raisonnable, ou l'huile de millepertuis, qui a son action antalgique propre ; l'huile de macadamia est la plus agréable sur la peau car elle ne laisse pas d'impression de gras, mais elle coûte assez cher. Peuvent également être utilisées d'autres huiles végétales de base comme l'huile d'amande douce, de noyaux...

En usage externe, de nombreuses possibilités thérapeutiques existent. Les produits prêts à l'emploi à base d'arnica comme l'Arnican, la crème Rapp, Pharmadose Arnica... ont leur intérêt, surtout en cas de gonflement de l'articulation, de rougeurs et d'augmentation de la chaleur locale.

Quant aux huiles essentielles, en massage, trois nous paraissent majeures et peuvent servir dans la plupart des situations en première intention – si vous n'avez pas de plaie cutanée près de l'articulation et si vous ne faites pas de réaction à l'un de ces produits. La formule que nous conseillons souvent est :

- HE Eucalyptus citronné 2 ml
- HE Gaulthérie 2 ml
- HE Hélichryse italienne 2 ml
- HV (huile végétale de noisette) 60 ml

L'utilisation d'huile de millepertuis à la place de l'huile de noisette est possible. Vous pouvez d'ailleurs la préparer vous-même en faisant macérer des fleurs de millepertuis au soleil pendant six jours dans un peu d'huile d'olive. Une telle préparation renforce l'action antalgique.

Il est nécessaire de vous masser tous les soirs, voire plus souvent selon l'intensité de vos douleurs arthrosiques. Toutes les articulations peuvent être soulagées par ces préparations, mais les articulations les moins profondes (main, poignet, coude, genou, cheville, pied) y sont les plus sensibles.

Les plantes médicinales, pour être efficaces, doivent être consommées correctement, c'est-à-dire en cure d'au moins trois semaines, à dose suffisante, et régulièrement. Insistons bien sur cette notion essentielle, qui vous permettra d'obtenir un résultat optimal.

L'homéopathie

Ce moyen thérapeutique, utilisé par de très nombreux Français pour se soigner, présente l'avantage de ne pas avoir d'effets secondaires identifiés. Les produits homéopathiques sont préparés à partir du concept de similitude et de dilution infinitésimale. Ainsi, une substance toxique à dose pondérale – mesurable, ne serait-ce qu'en milligrammes – s'avère un remède à des doses infinitésimales – non mesurables – et a une action inverse. Le produit homéopathique devient ainsi bénéfique, selon son inventeur Hahnemann et tous ceux qui préconisent ce type de soins. Mais comment sont préparés de tels produits ?

Les préparations de base sont les teintures mères, issues de la macération de composés végétaux ou animaux. Celle-ci se fait dans des mélanges d'eau et d'alcool de titre variable. À partir de ces teintures mères, par dilutions successives, sont obtenues des dilutions centésimales de 1 CH à 30 CH (centésimales hahnemanniennes). Plus le chiffre devant CH est grand, plus la dilution est importante, jusqu'à un point où il n'est plus possible de détecter la moindre trace de produit. L'aspect physique de la préparation est mis en avant avec la notion de « structure moléculaire du solvant » propre à chaque dilution.

Les granules sont prescrits à différentes dilutions, en fonction de l'effet souhaité. La forme standard des prises moyennes est de 7 à 9 CH, à raison de 3 granules toutes les 4 heures, avec espacement des prises dès que les symptômes s'atténuent. Il existe aussi des doses globules données en une fois sur une base journalière, hebdomadaire, parfois mensuelle pour les traitements au long cours.

La prescription homéopathique est complexe, toujours individualisée, et tient compte non seulement des symptômes de la maladie mais aussi du type de douleur dans l'arthrose, du terrain, de l'aspect physique et psychologique de chaque personne. Ainsi, vous n'aurez pas le même traitement selon que vous êtes petit, grand, en surpoids, maigre, selon que vous êtes impulsif, fatigué le matin, plus ou moins sensible aux conditions climatiques...

Le médecin homéopathe, après avoir posé le diagnostic d'arthrose et analysé de nombreux paramètres vous concernant, vous donnera un traitement très individualisé. Il prescrira par exemple du *calcaria carbonica* à une personne en surpoids avec des articulations peu mobiles, du *calcaria phosphorica* à une personne longiligne avec des articulations souples, et du *causticum* à une personne souffrant d'une arthrose associée à des rétractions tendineuses.

Généralement *calcaria phosphorica* et *carbonica* sont dilués à 7 CH, alors que le *causticum* l'est à 5 CH. Les granules sont à prendre trois fois par jour jusqu'à atténuation des symptômes. Ils doivent être placés sous la langue afin de se dissoudre rapidement, et ce en dehors des repas.

Des composés sont aussi proposés en cas d'arthrose.

- Complexe Lehning n° 79 sol. buv.
- Complexe Lehning n° 80 sol. buv.
- Complexe Lehning n° 83 sol. buv.
- Homéopathie Abbé Chaupitre n° 25 sol. buv.
- Homéopathie Boripharm granules n° 23 granules
- Rheumadoron sol. buv.
- Urarthrone sol. buv.

Les teintures mères peuvent également être utiles ; elles répondent à des critères similaires et de nombreuses personnes se disent soulagées par leur consommation.

L'automédication en homéopathie est possible, mais uniquement après apprentissage avec l'aide d'un médecin homéopathe, qui aura déterminé votre profil et pourra vous guider. Toute automédication mal conduite ne peut conduire qu'à un échec thérapeutique.

Par ailleurs, un des objectifs essentiels des médecins homéopathes est de déceler les déséquilibres de votre organisme qui peuvent être à l'origine de nombreux troubles et maladies.

L'oligothérapie

Cette approche vise à vous assurer un taux optimal en oligoéléments. De quoi s'agit-il ? Ce sont des composés indispensables à l'organisme qui ne peuvent pas être synthétisés par lui et qui doivent donc être apportés par l'alimentation.

Malheureusement, pour de multiples raisons détaillées p. 156, les insuffisances d'apport sont fréquentes. Parmi les substances minérales dont le corps a besoin, on distingue deux groupes : les minéraux et les oligoéléments. Ils se différencient uniquement par l'aspect quantitatif des besoins.

Les minéraux sont le calcium, le sodium, le magnésium, le phosphore et le potassium. Ils sont présents dans le corps en « fortes » concentrations (à plusieurs dizaines de milligrammes) alors que les oligoéléments (*oligo* = « peu » en grec) le sont à des taux inférieurs – quelques milligrammes et parfois de l'ordre de quelques dizaines de microgrammes : il s'agit du cuivre, du fluor, de l'iode, du manganèse, du sélénium et du zinc. Le fer a une position intermédiaire. On a pu définir, pour chacun de ces éléments, l'apport nutritionnel optimal.

Ces substances sont impliquées dans de multiples réactions de l'organisme et sont indispensables à la vie cellulaire. Elles participent à la structure de nombreuses vitamines, mais aussi à celles d'autres molécules de l'organisme comme les enzymes, les hormones – par exemple l'iode pour les hormones thyroïdiennes, le sélénium et le zinc dans la défense de l'organisme contre les radicaux libres – et elles assurent le bon déroulement de la biochimie interne du corps.

Dans le cas de l'arthrose, le zinc, le manganèse, le sélénium, le cuivre et le soufre sont des éléments dont vous ne devez pas manquer. On considère en effet – même si les études sont encore insuffisantes – qu'un apport insuffisant en ces éléments peut majorer les destructions cartilagineuses.

Actions actuellement envisagées des oligoéléments dans l'arthrose

Oligoéléments	Actions
Cuivre	Action anti-inflammatoire
Manganèse	Participe à la solidité du cartilage
Sélénium, zinc	Action antioxydante ; protection des cartilages
Soufre	Aide à prévenir la dégradation du cartilage
Silice	Renforce le cartilage (ainsi que tous les tissus conjonctifs)

Si l'oligothérapie ou la prise de supplémentation en oligoéléments et minéraux par voie orale n'est pas une thérapeutique à part entière, elle reste utile en cas d'arthrose car elle limite son impact et son évolution. Toute carence en ces éléments minéraux ne peut être que préjudiciable, mais la place de cette supplémentation n'est pas facile à évaluer puisqu'il n'existe pas actuellement de marqueur suffisamment fiable de déficit.

Vous limiterez les risques en ayant une alimentation suffisamment équilibrée et adaptée à votre situation. N'hésitez pas à demander conseil à votre médecin. Pour autoévaluer votre statut en micronutriments, reportez-vous au chapitre 5, p. 137 et suivantes. Nous proposons ci-après un tableau d'utilisation des oligoéléments qui est le résultat de notre propre expérience.

Tableau d'utilisation des oligoéléments après avis médical

Le cuivre : 1 ampoule matin et soir sous la langue de granions de cuivre®, d'oligosol de cuivre®, d'Oligopharm® pendant 15 jours.
→ Indication : poussée congestive inflammatoire de l'arthrose.
Il existe aussi de nombreuses autres préparations qui contiennent du cuivre : oxybiane® (cuivre, sélénium, manganèse)...

Le manganèse : 1 ampoule le matin en cure de 1 mois tous les 3 mois.
→ Indication : prise régulière en cas d'arthrose assez évoluée ; en association avec le cuivre en cas d'arthrose douloureuse liée à des poussées congestives.

Le soufre : 1 ampoule le soir, en cure de 1 mois tous les 3 mois.
→ Indication : renforcer le cartilage en cas d'arthrose évoluée.

Le sélénium et le zinc : 1 ampoule de sélénium le matin et 1 de zinc le soir en cure de 1 mois tous les 3 mois dans toutes les formes d'arthrose.
→ Indication : renforcer l'action antioxydante.

Le magnésium : 1 ampoule le matin et 1 le soir pendant 20 jours, 3 fois dans l'année.
→ Indications : pourrait activer l'action des corticosurrénales, qui sécrètent le cortisol, une hormone qui a une action anti-inflammatoire et antidouleur.

La silice : elle est apportée de façon idéale par la consommation de plantes comme la prêle, l'ortie...

Il existe aussi de nombreuses associations d'oligoéléments et de vitamines à action antiarthrosique qui sont vendus en pharmacie. Parmi ceux-ci, certains contiennent en plus de l'huile de poisson (RHU-Lero®) dont nous verrons les vertus (p. 147).

L'ACUPUNCTURE

L'acupuncture est souvent employée avec succès contre les douleurs rhumatismales. Il s'agit d'une pratique traditionnelle originaire d'Asie et en usage depuis des siècles. Son principe repose sur la circulation d'énergie à travers des méridiens qui parcourent le corps. Certains points précis, lorsqu'ils sont stimulés, entraînent un soulagement des douleurs notamment arthrosiques ; les résultats sont parfois spectaculaires. L'acupuncture a une réelle efficacité lorsqu'elle est pratiquée par une personne maîtrisant parfaitement cette technique. De nombreux médecins acupuncteurs en France n'ont malheureusement pas reçu de formation suffisante, l'enseignement prodigué par divers organismes et instituts étant souvent incomplet sur le plan pratique. Une enquête de la Direction générale de la santé réalisée il y a quelques années avait fait apparaître que, s'il existait environ 13 000 médecins acupuncteurs en France, on pouvait estimer à 6 000 le nombre de ceux qui maîtrisaient correctement cette pratique. Ne vous précipitez donc pas chez n'importe quel médecin acupuncteur, renseignez-vous auprès de vos amis et connaissances. De même, si des séances d'acupuncture ne vous soulagent pas, n'incriminez pas cette technique et ne la rejetez pas définitivement. Peut-être vous faut-il consulter un autre praticien mieux entraîné.

Longtemps rejetée par la médecine contemporaine, qui se pare de toutes les vertus liées à la rationalité, l'acupuncture s'impose désormais de plus en plus. D'une part, son efficacité est reconnue par de nombreux usagers ; d'autre part, il est aujourd'hui scientifiquement démontré que la stimulation de points précis par des aiguilles provoque dans l'organisme l'apparition ou l'augmentation de la production de morphines naturelles, les fameuses endorphines, qui luttent contre la douleur. De même que la phytothérapie, les méthodes de soins non invasives pour l'organisme devraient se développer dans la mesure où l'on parvient à mettre en évidence une part de leur substrat scientifique jusqu'alors méconnu. Le bien-fondé de leur usage ancestral est dès lors démontré. Toutefois, l'acupuncture n'agit pas sur la régénération du cartilage, qui peut continuer à se dégrader si aucune action complémentaire n'est entreprise, notamment sur le plan de l'hygiène de vie. Elle est aujourd'hui pratiquée avec des aiguilles stériles ou jetables pour éviter tout risque de contamination.

La pratique de l'acupressure, ou digitopuncture, basée sur les mêmes principes que l'acupuncture – à la place des aiguilles, ce sont les doigts qui, par pression combinée à une rotation, stimulent les points sensibles des méridiens –, devrait aussi être encouragée. Le problème réside dans l'apprentissage et l'encadrement de ce type de soins, qui ne sont pas toujours aisés. Votre acupuncteur pourra peut-être vous apprendre à pratiquer vous-même cette technique.

En résumé, l'acupuncture est donc un traitement de choix de la douleur arthrosique, mais il faut savoir qu'elle n'intervient pas sur le processus de destruction du cartilage.

L'ostéopathie

L'ostéopathie fait partie des techniques manuelles qui peuvent être utilisées. Ses usagers ainsi que les ostéopathes ont réussi à la faire prendre en considération. La technique vient souvent compléter des soins de kinésithérapie. Nombreux sont d'ailleurs les masseurs-kinésithérapeutes qui se forment à cette approche. De plus en plus de médecins rhumatologues pratiquent aussi cette technique.

Classiquement, en kinésithérapie, les massages sont utilisés pour décontracturer les muscles, les tensions musculaires étant une des causes de douleur dans l'arthrose du rachis. L'enraidissement des articulations est également atténué grâce à des mobilisations actives ou passives. Des exercices de posture sont aussi proposés afin de rééquilibrer l'ensemble de la statique vertébrale. Les soins directs ou indirects par le biais de la physiothérapie (chaleur, ondes courtes et électromagnétiques...) assurent une amélioration notable des douleurs mais le plus souvent limitée dans le temps.

L'ostéopathe a une fonction différente puisqu'il cherche à corriger vos déséquilibres en profondeur. Certaines des tensions ressenties aux niveaux tendineux et musculaire peuvent prendre leur origine à distance de l'endroit où se produit le trouble. Ainsi, une contracture des muscles du cou est parfois due à un déséquilibre au niveau d'un des membres supérieurs ou à une atteinte du rachis lombaire. Des douleurs au coude sont parfois en rapport avec une lésion du rachis cervical. Des douleurs à l'épaule peuvent également provenir de la colonne vertébrale. L'ostéopathie s'attache à corriger ces troubles en recherchant leur lieu d'origine mais aussi à faire le lien entre les fonctions viscérales et la structure du squelette.

Par la perception tactile, la palpation fine, l'ostéopathe appréhende le volume, l'état de vos tissus. Ensuite, il rééquilibre les dysharmonies présentes, son travail portant essentiellement sur les muscles et leurs enveloppes (les fascias). L'ostéopathie n'agit pas sur le cartilage, mais, pratiquée par des mains expertes, équilibre les tensions mécaniques, ce qui entraîne un soulagement de la douleur.

3

LES TRAITEMENTS ALLOPATHIQUES ET LEURS INDICATIONS

Actuellement, les traitements pharmacologiques de l'arthrose, qui recourent à des médicaments de synthèse chimique, sont moins prisés à cause des effets secondaires de certains d'entre eux. Ils peuvent néanmoins rendre service dans certaines situations, et, surtout, tous ne sont pas à considérer de la même manière. Il existe plusieurs types de médicaments allopathiques. Parmi ceux-ci, certains agissent sur les symptômes comme les douleurs, les inflammations, les contractures. D'autres influent sur le devenir de la maladie en tentant de stopper son évolution : ce sont les « antiarthrosiques à action lente ». La chirurgie a fait, quant à elle, des progrès considérables ces dernières années, et la mise en place de prothèses ne concerne plus seulement la hanche. L'injection d'un produit visqueux (viscosupplémentation à base d'acide hyaluronique) dans certaines articulations prend aussi une place de plus en plus importante.

Les antidouleur ou antalgiques

Selon les recommandations de l'OMS (Organisation mondiale de la santé), les antidouleur, ou antalgiques, sont classés en trois paliers d'efficacité croissante. Lorsqu'un antidouleur cesse d'être efficace, on passe au palier supérieur. On distingue ceux dits « périphériques », qui agissent localement, sur la douleur de l'articulation, et ceux qui sont dits « centraux » parce qu'ils modulent la perception douloureuse au niveau du cerveau.

Classification des antidouleur par paliers selon l'OMS

Palier 1 : Antalgiques périphériques	Paracétamol Acide acétylsalicylique (aspirine) Anti-inflammatoires non stéroïdiens faiblement dosés
Palier 2 : Antalgiques mixtes (périphériques + centraux)	Paracétamol + codéine Paracétamol + dextropropoxyphène Tramadol
Palier 3 : Antalgiques centraux	Opiacé (morphine)

LES ANTALGIQUES DE PALIER 1

Le paracétamol

C'est le produit classiquement proposé en première intention dans l'arthrose du fait de sa bonne tolérance. Vous le connaissez bien : chacun d'entre vous a, un jour ou l'autre, pris du Dafalgan®, du Doliprane®, de l'Efferalgan®... Le paracétamol est recommandé par les sociétés savantes de rhumatologie comme l'ACR (American College of Rhumatology) et l'EULAR (European Ligue Against Rhumatism). C'est donc l'antidouleur de référence. La posologie efficace dépend du degré de la douleur, mais, habituellement, la dose préconisée est de 3 grammes à répartir dans la journée en trois prises. La posologie peut être augmentée à 4 grammes par jour sur une durée limitée, les prises, de 1 gramme chacune, étant espacées au minimum de 4 heures. La prise d'une seule gélule à 500 milligrammes de paracétamol est généralement insuffisante.

Vous pouvez décider par vous-même d'en prendre si vous avez prévu de faire un effort inhabituel, donc à titre préventif, ou, à l'inverse, après avoir effectué par exemple une longue marche qui s'est avérée un peu difficile et qui aura réveillé vos douleurs. La posologie de ces prises est à adapter en fonction de l'intensité des douleurs dans les limites discutées et fixées avec votre médecin.

Curieusement, la valeur antidouleur du paracétamol est souvent sous-estimée par les personnes souffrant d'arthrose, et nombreux sont ceux qui ne prennent pas des doses suffisantes. En cas de douleur, privilégiez ce produit et prenez-le à des doses optimales.

> Il est nécessaire de prendre le paracétamol à dose efficace : de 3 à 4 grammes par jour à répartir en 3 à 4 fois (1 g par prise). Cette optimisation vous soulagera et évitera dans bien des cas le recours à d'autres médicaments tels que les anti-inflammatoires. Les formes médicamenteuses les plus connues de paracétamol sont, par ordre alphabétique : Dafalgan®, Doliprane®, Efferalgan®, et tous les paracétamols sous forme générique...

Les nouvelles formes à 1 gramme de comprimés effervescents facilitent les prises. Vous avez remarqué qu'une boîte ne permet qu'un traitement sur 2 ou 3 jours puisque, en France, le nombre maximum autorisé est de 16 comprimés à 500 milligrammes par boîte ou 8 comprimés à 1 gramme. L'objectif des pouvoirs publics est de réduire ainsi les risques d'intoxication susceptibles de survenir à la suite d'une ingestion massive, accidentelle ou volontaire. En effet, prendre 10 grammes en une seule fois peut entraîner une atteinte hépatique gravissime avec risque de coma. Quelles que soient les circonstances, notamment en cas de douleurs très intenses, ne multipliez pas les prises ; ne dépassez pas 4 grammes par jour, et répartissez-les bien dans la journée.

Dose de paracétamol par prise

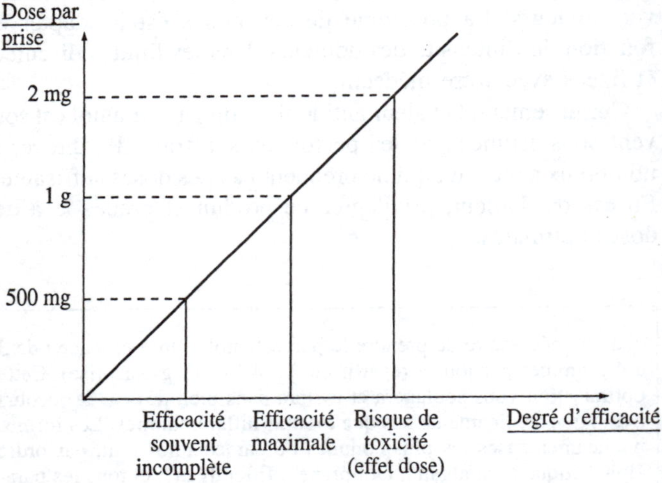

Le paracétamol est bien toléré dans l'immense majorité des cas, et, grâce à la quasi-absence d'effets secondaires aux posologies usuelles et aux associations possibles avec de multiples médicaments nécessaires en cas d'hypertension artérielle, de diabète, etc., il est l'antidouleur de prédilection de nombreuses personnes souffrant d'arthrose. Les contre-indications sont rares (troubles du fonctionnement du foie par insuffisance hépato-cellulaire et hypersensibilité au paracétamol). Il existe en effet des allergies exceptionnelles à cette molécule. Par précaution, si une prise au long cours est nécessaire, le dosage sanguin des transaminases donnera un reflet de l'état du foie, mais il est inutile de répéter cet examen trop fréquemment.

Des cas très rares d'atteinte rénale ont également été rapportés et, exceptionnellement, une baisse des plaquettes sanguines.

Parfois, en cas de poussée congestive sévère de l'arthrose, il peut être nécessaire de prendre des anti-inflammatoires dans les conditions que nous développerons ; leur association avec le paracétamol permet alors d'en limiter fortement la posologie et donc les effets secondaires.

L'aspirine et les dérivés salicylés

De nombreuses personnes arthrosiques sont fidèles à l'aspirine, même s'il n'est pas anodin de consommer de l'acide acétylsalicylique. La posologie maximale est de 1 gramme par prise, à raison de 3 grammes par 24 heures chez l'adulte et de 2 grammes par jour au maximum après 65 ans.

Les principaux effets secondaires de l'aspirine sont :

• troubles digestifs avec risque d'ulcère et d'hémorragie digestive,

• bourdonnements d'oreilles, sensation de baisse de l'acuité auditive,

• hémorragie (saignement de nez...),

• allergie avec, chez certaines personnes, des manifestations telles que urticaire, asthme, voire œdème de Quinck.

L'aspirine est donc contre-indiquée en cas d'hypersensibilité à cette molécule, d'ulcère gastrique et duodénal en évolution, de risque hémorragique, d'insuffisance hépatique ou rénale sévère...

L'aspirine est de moins en moins prescrite de nos jours, car sa toxicité pour l'estomac à dose efficace serait supérieure à celle des anti-inflammatoires. Mais, attention, toute les personnes qui prennent de l'aspirine ou ses dérivés (Aspegic®, Kardegic®...) pour prévenir la formation de caillots, et donc pour éviter les accidents cardiaques et vasculaires, doivent absolument continuer leur traitement. Cette action fluidifiante est en effet obtenue grâce à de faibles doses d'aspirine. Jusqu'à

250 milligrammes par jour, aucune précaution particulière n'est à envisager, même s'il existe des sensibilités individuelles qui peuvent imposer une certaine vigilance. En revanche, les effets secondaires de l'aspirine sont renforcés par l'association avec d'autres médicaments réputés agressifs pour la muqueuse de l'estomac ou par une consommation excessive d'alcool.

Les anti-inflammatoires non stéroïdiens (AINS) faiblement dosés

Ils sont considérés uniquement comme des antidouleur (et antifébriles) car, aux doses utilisées, ils n'ont pas d'effet anti-inflammatoire important. Ils ont potentiellement les mêmes effets secondaires que les AINS classiques et les contre-indications sont également les mêmes. Leurs complications étant dépendantes de la posologie, elles n'apparaissent qu'exceptionnellement. Généralement bien tolérés, ils ne doivent cependant jamais être associés à un autre AINS ou à l'aspirine pour éviter une majoration des risques d'effets indésirables.

De nombreuses molécules sont disponibles, certaines en vente libre : Ibuprofène, Naproxène... La posologie habituelle est d'environ 400 milligrammes par jour. Leur indication officielle est : « Traitement symptomatique des affections douloureuses d'intensité légère à modérée. »

Autres antalgiques de palier 1

Il existe d'autres antidouleur qui, s'ils sont moins souvent prescrits, constituent toutefois une alternative lorsque les précédents sont inefficaces ou mal tolérés. Il s'agit de la Floctafénine (Idarac®), qui comporte des risques allergiques parfois importants, et du Nefopam (Acupan®), qui n'existe que sous forme injectable.

LES ANTALGIQUES DE PALIER 2

Lorsque la douleur n'est pas suffisamment calmée par un antalgique de palier 1, on passe au palier 2. Il s'agit de la classe des antalgiques mixtes, qui ont une action à la fois centrale et périphérique. Il est nécessaire de fractionner leur prise et de les prendre à heures fixes, afin d'obtenir une concentration sanguine stable et efficace.

Les principaux opioïdes faibles utilisés sont la codéine, le dextropropoxyphène et le tramadol. Leurs effets secondaires sont, selon notre expérience, relativement fréquents, ce qui limite leur consommation, en particulier chez les personnes de plus de 65 ans. Cependant, il existe une grande variabilité de tolérance d'une personne à une autre. Les principaux effets indésirables sont :

• troubles digestifs : nausées, vomissements, constipation,
• troubles neurologiques : maux de tête, vertiges, somnolence,
• plus rarement bronchospasme et dépression respiratoire.

La codéine

C'est un alcaloïde naturel de l'opium, environ dix fois moins puissant que la morphine. Elle existe sous forme de nombreuses associations avec le paracétamol, ce qui donne une synergie antidouleur au composé.

De 20 à 50 milligrammes de codéine sont en général associés à 400 à 600 milligrammes de paracétamol. Par exemple, le Codoliprane® contient 400 milligrammes de paracétamol et 20 de codéine, l'Efferalgan codéine® et le Dafalgan codéine® 500 milligrammes de paracétamol et 30 de codéine par comprimé. L'effet antalgique maximal par prise est obtenu avec deux comprimés. Au-delà, l'efficacité est identique mais les effets secondaires majorés. La durée d'action est de 4 heures.

Le risque de dépendance est faible. La posologie maximale est de 2 comprimés 3 fois par jour.

Les contre-indications absolues sont l'hypersensibilité à l'un des constituants, l'insuffisance hépatocellulaire, l'asthme et l'insuffisance respiratoire, la prise d'agonistes/antagonistes morphiniques. Les contre-indications relatives concernent la prise d'alcool.

Le dextropropoxyphène

Dérivé de la méthadone, il se fixe sur les récepteurs opiacés au niveau cérébral. C'est un produit dix à quinze fois moins puissant que la morphine. Il peut être utilisé seul ou en association avec le paracétamol. Parmi les antalgiques ainsi composés, citons l'Algoced® (générique), le Di-Antalvic® et le Di-Algirex® (générique), qui représente une association de 30 milligrammes de dextropropoxyphène et de 400 milligrammes de paracétamol.

La posologie est en principe de 4 gélules par jour, mais peut aller jusqu'à 6 en cas de douleurs rebelles. Les prises doivent être régulièrement réparties en respectant un intervalle de 4 heures entre deux prises.

Les contre-indications absolues sont l'allergie à l'un des constituants, une insuffisance hépatocellulaire, une insuffisance rénale sévère, la prise d'agonistes/antagonistes morphiniques ; l'association avec la carbamazépine est une contre-indication relative.

Le tramadol

Ce produit a été plus récemment introduit dans la pharmacopée en France. Il est disponible seul, mais des associations avec le paracétamol sont également proposées. Le tramadol existe sous forme de comprimés ou de gélules à 50 ou 100 milligrammes à action rapide qui doivent être pris toutes les 4 à

6 heures et sous forme de comprimés à libération prolongée dosés à 100, 150 ou 200 milligrammes permettant une seule prise le matin et le soir. Ex. : Biodalgic® (générique), Contramal®, Takadol®, Topalgic®...

Le tramadol est souvent actif mais peut être mal toléré, ce qui semble un peu plus fréquent, selon notre expérience que pour les autres antalgiques de palier 2. L'intérêt de la forme à libération prolongée est qu'elle permet de ne prendre que 2 comprimés par jour espacés de 12 heures, ce qui est bien commode, avec un bon degré d'efficacité.

Il existe certaines contre-indications, et votre médecin ne vous prescrira du tramadol qu'après les avoir toutes éliminées.

Les antalgiques de palier 3

En cas d'échec thérapeutique, la morphine est l'une des possibilités de traitement de la douleur arthrosique très intense, mais son usage n'est pas courant dans l'arthrose. Cependant, les personnes dont les douleurs sont difficiles à supporter et qui ne sont pas soulagées par les autres traitements, ou pour lesquelles une solution chirurgicale est contre-indiquée, peuvent avoir recours aux morphiniques sous contrôle médical. La durée du traitement n'est pas encore codifiée car, actuellement, assez peu d'études portent sur l'utilisation de ces médicaments dans l'arthrose.

Les risques de dépendance psychique à la morphine sont considérés comme très faibles, et les indications doivent être bien posées : par exemple, on n'en prescrira pas aux personnes souffrant de troubles psychiques. Les contre-indications sont celles liées à l'usage de cette classe de produits : allergie à l'un des constituants, troubles respiratoires sévères risquant d'entraîner une dépression respiratoire, lésions importantes du foie, alcoolisme, association à des traitements appelés IMAO (inhibiteurs de la monoamine oxydase).

Voici les 16 recommandations, dites « de Limoges », que votre médecin respecte lorsqu'il vous prescrit de la morphine en cas de rhumatisme. Elles ont été élaborées par un groupe de rhumatologues et vous sont données à titre informatif.

Préalable

1. Il n'existe pas de recommandations sur l'utilisation de la morphine en rhumatologie.
2. Le but n'est pas d'inciter à une utilisation imprudente de la morphine, mais d'aider le clinicien à son bon usage quand il a décidé d'y recourir.
3. La morphine n'est qu'une des possibilités du traitement de la douleur non cancéreuse en rhumatologie.

Sélection des patients et évaluation initiale

4. Pourront être traités par la morphine les patients douloureux chroniques non ou insuffisamment soulagés par les thérapeutiques usuelles de la pathologie antérieurement définie (dégénérative, inflammatoire...).
5. L'évaluation initiale comprendra :
   - la synthèse de l'histoire de la maladie et des thérapeutiques entreprises ;
   - un avis psychiatrique spécialisé dans le cas de pathologies mal définies, de sujet très jeune, d'abus médicamenteux, de suspicion de troubles psychiatriques ;
   - une évaluation de la douleur et de son retentissement (échelles et indices appropriés).
6. Ne seront pas traités par la morphine les patients dont les symptômes ne sont pas médicalement expliqués (douleurs idiopathiques) ou atteints de troubles caractériels sévères ou psychosociaux prédominants.

Mise en route pratique du traitement

7. Une information sera donnée au patient et à ses autres médecins sur les buts, les modalités et les effets indésirables du traitement.

8. Les buts du traitement seront définis conjointement par le patient et son médecin, qui prendra la responsabilité de la prescription de morphine.

9. Une surveillance rapprochée, au minimum à J14 et J28, sera instituée pour apprécier les effets indésirables et l'efficacité de la morphine jusqu'à obtention d'une posologie optimale.

10. La dose initiale préconisée se situera entre 10 et 30 milligrammes de sulfate de morphine à libération prolongée, administrée par voie orale, en tenant compte du terrain. Les posologies faibles seront instituées chez les sujets âgés, insuffisants rénaux ou hépatiques.

11. Un ajustement posologique se fera par paliers (lors de chaque consultation prévue) en augmentant de 50 % la dose journalière.

12. Un complément antalgique sera prescrit dans le cas de douleurs fluctuantes (paracétamol...).

13. Une prévention de la constipation sera réalisée systématiquement à l'instauration du traitement (mesures hygiénodiététiques et laxatifs).

Évaluation et suivi du traitement

14. À chaque visite, on recherchera des signes orientant vers un mésusage, un abus ou une dépendance physique.

15. Toute augmentation trop rapide des doses doit faire reconsidérer l'indication du traitement.

16. En cas de décision d'arrêt, on diminuera progressivement et on recherchera les signes de sevrage.

Les antalgiques de palier 3 les plus utilisés sont :

– la buprénorphine : le Temgesic® sous forme de comprimés

à 0,2 milligramme est prescrit lorsque cela est nécessaire à la dose de 1/2 comprimé le premier jour de traitement, pris sous la langue, le soir, pour tester la tolérance. L'augmentation de la posologie est très progressive. La dose maximale est de 6 comprimés par jour. Elle est toujours diminuée de moitié chez les personnes de plus de 65 ans. La buprénorphine est 50 fois plus puissante que la morphine. Elle présente aussi un effet seuil : à partir d'un certain plafond, l'augmentation des doses n'a plus d'effet sur la douleur ;

– la morphine à libération prolongée (Kapanol®, Moscontin®, Skenan®) ; elle est efficace pendant 12 heures ;

– les patchs à base de fentanyl (Durogésic®) ; ils sont d'un emploi aisé puisqu'il s'agit d'un dispositif transdermique qui permet une diffusion passive à travers la peau. Actuellement l'autorisation de mise sur le marché de ce produit n'est pas donnée dans les douleurs arthrosiques.

En cas de prescription de morphiniques, il faut prévenir systématiquement les effets secondaires.

• La constipation ; elle est dose-dépendante. Votre médecin vous prescrira un laxatif de type osmotique comme le Duphalac®, le Lactulose®, l'Importal®...

• Les nausées et vomissements ; ils surviennent dans 30 % des cas et disparaissent le plus souvent en quelques jours. Sont administrés préventivement aux personnes sensibles des anti-émétiques du type Motilium®, Primpéran®, Vogalène®.

• La somnolence ; elle est observée fréquemment les deux premiers jours, puis elle régresse le plus souvent dès que la dose stable et adaptée est trouvée.

• Des risques de rétention urinaire et de confusion mentale ; ils peuvent apparaître chez les sujets de plus de 65 ans.

Votre médecin ne vous prescrira de la morphine que s'il le juge indispensable pour vous soulager. Suivez bien les règles d'utilisation.

Principaux antalgiques non opiacés, salicylés et anti-inflammatoires non stéroïdiens prescrits comme antalgiques – palier 1

DCI (dénomination commune internationale)	SPÉCIALITÉ (nom commercial)	Présentation
Paracétamol	Claradol	cp 500 mg
	Dafalgan	gél 500 mg suppos 600 mg
	Doliprane	cp 100 mg, 500 mg, 1 000 mg pdre 50 mg, 125 mg, 250 mg suppos 80 mg, 170 mg, 350 mg
	Dolko	cp 500 mg, 1 g sol 60 mg suppos 80 mg, 170 mg
	Dolotec	cp 500 mg
	Efferalgan	cp 500 mg pdre 80 mg, 150 mg, suppos 80 mg, 150 mg, 300 mg
	Efferalganodis	cp 500 mg
	Expandox	cp 500 mg
	Géluprane	gél 500 mg
	Panadol	cp 500 mg
	Paracétamol* (générique)	cp 500 mg
	Paralyoc	cp lyoph 50 mg, 125 mg, 250 mg cp lyoph 500 mg
Salicylés et dérivés	Alka-Seltzer	cp eff (324 mg d'aspirine)
	Aspégic	sach. 250 mg, 500 mg, 1000 mg pdre us parentéral 500 mg pdre us parentéral 1 g

* Existe sous différentes appellations génériques.

DCI (dénomination commune internationale)	SPÉCIALITÉ (nom commercial)	Présentation
Salicylés et dérivés (suite)	Aspirine pH8	cp 500 mg
	Aspirine protect	cp 300 mg
	Aspirine du Rhône	cp 500 mg
	Aspirine vit. C	
	Oberlin	cp 500 mg
	Aspirine Upsa	cp 325 mg, 500 mg, 1 000 mg
	Aspirine Upsa vit. C	cp 330 mg
	Aspirisucre	cp 400 mg
	Aspro	cp eff 500 mg
	Aspro vit. C	cp eff 500 mg
	Dolobis	cp 250 mg
	Solupsan	cp eff 500 mg, 1 000 mg
AINS et dérivés (utilisés comme antalgiques)		
Ibuprofène	Advil	cp 200 mg
	Antarène	cp 200 mg
	Brufen	cp 200 mg
	Expanfen	cp 200 mg
	Gélufène	gél 200 mg
	Ibuprofène*	cp 200 mg
	Nureflex	cp 200 mg
	Nurofen	cp 200 mg
Acide méfénamique	Ponstyl	gél 250 mg suppos 500 mg
Naproxène	Alève	cp 220 mg

* Existe sous différentes appellations génériques.

Principaux antalgiques opiacés faibles – palier 2

DCI	SPÉCIALITÉ	Présentation
Chlorydrate de tramadol	Biodalgic	cp eff 50 mg
	Contramal	gél 50 mg cp LP 100 mg, 150 mg, 200 mg
	Takadol	cp eff 100 mg
	Topalgic	gél 50 mg cp LP 100 mg, 150 mg, 200 mg
	Tramadol*	gél 50 mg
	Zamudol	gél 50 mg, LP 100 mg, 200 mg
	Zumalgic	cp eff 50 mg, 200 mg
Dextropropoxyphène (D) + paracétamol (P)	Di-Antalvic	gél 30 mg (D) + 400 mg (P) suppos 60 mg (D) + 800 mg (P)
	Dextropropoxy-phène + paracétamol*	gél 30 mg (D) + 400 mg (P)
	Diadupsan	gél 30 mg (D) + 400 mg (P)
	Dialgirex	gél 30 mg (D) + 400 mg (P)
	Dioalgo	gél 30 mg (D) + 400 mg (P)
	Di dolko	gél 30 mg (D) + 400 mg (P)
	Propofan	cp 27 mg (D) + 400 mg (P) + 30 mg (caf)
Dihydrocodéïne	Dicodin	cp LP 60 mg
Paracétamol (P) + codéine (C)	Algisédal	cp 400 mg (P) + 25 mg (C)
	Claradol codéine	cp 500 mg (P) + 20 mg (C)
	Codoliprane	cp 400 mg (P) + 20 mg (C)

* Existe sous différentes appellations génériques.

DCI	SPÉCIALITÉ	Présentation
Paracétamol (P) + codéine (C) (suite)	Dafalgan codéine Efferalgan codéine Lindilane Paracétamol codéine* Sudapol codéine	cp 500 mg (P) + 30 mg (C) cp 500 mg (P) + 30 mg (C) cp 400 mg (P) + 25 mg (C) cp 400 mg (P) + 20 mg (C) cp 500 mg (P) + 20 mg (C)

Morphine et morphinomimétiques
les plus couramment utilisés par voie orale – palier 3

DCI	SPÉCIALITÉ	Présentation
Buprénorphine	Temgésic	cp 0,2 mg
Morphine	Actiskenan	gél 10 mg, 20 mg
	Moscontin	cp LP 10 mg, 30 mg 60 mg, 100 mg
	Sevredol	cp sécable 10 mg, 20 mg
	Skenan	gél LP 10 mg, 30 mg, 60 mg, 100 mg

* Existe sous différentes appellations génériques.

Les anti-inflammatoires non stéroïdiens (AINS)

On classe les anti-inflammatoires en deux catégories : les anti-inflammatoires dits non stéroïdiens (AINS) et les corticoïdes, représentés par la cortisone et ses dérivés. Ces derniers sont rarement utilisés par voie générale, c'est-à-dire sous forme de comprimés, dans l'arthrose. Parfois par voie locale sous forme d'infiltrations (voir p. 109). Les AINS ont montré leur efficacité dans l'arthrose en cas de poussée inflammatoire importante. Leurs effets secondaires potentiels, essentiellement gastriques et rénaux, en limitent l'emploi, surtout sur des périodes prolongées.

> Le médecin procède toujours avec son patient à une estimation du rapport bénéfice/risque avant de lui prescrire un traitement anti-inflammatoire. L'idéal est de prévenir l'évolution de l'arthrose et les épisodes inflammatoires par une bonne hygiène de vie, des traitements de fond antiarthrosiques, des thérapeutiques à base de plantes et des activités physiques adaptées.

On distingue schématiquement 2 familles d'AINS (l'aspirine et ses dérivés ayant été décrits précédemment) :

• Les anti-inflammatoires « classiques » ; sur le plan biologique, ils inhibent une enzyme appelée cyclo-oxygénase 1 (cox 1) qui est normalement présente dans l'organisme et une autre enzyme, la cyclo-oxygénase 2 (cox 2), qui est activée lors des réactions inflammatoires. Si l'inhibition de la cox 2 est utile, en revanche, celle de la cox 1, qui a un rôle « protecteur » de la muqueuse gastrique, peut provoquer des ulcères gastriques ou duodénaux.

• Les nouveaux AINS ou coxib ; ce sont des inhibiteurs sélectifs (Celécoxib®, Rofécoxib®) qui agissent sur la cox 2 sans avoir d'effet sur la cox 1, ce qui améliore la tolérance gastrique. Cependant, dans les recommandations officielles, parmi leurs contre-indications sont recensés les ulcères gastriques en évolution.

Les différentes formes d'administration

Les anti-inflammatoires peuvent se présenter sous différentes formes.

• Gélule ou comprimé : il s'agit de la voie générale la plus couramment utilisée.

• Suppositoire : cette voie d'administration est de moins en moins usitée.

• Solution injectable : cette forme d'administration a peu

d'indications. Elle est employée lorsque la voie orale est impossible. Contrairement aux idées reçues, elle n'est pas plus efficace que la voie orale, même si l'effet est plus rapide. Signalons que la mésothérapie fait un usage local des anti-inflammatoires injectables, bien qu'il ne s'agisse pas d'une indication officiellement validée (hors autorisation de mise sur le marché, ou AMM).

• Gel : en application locale, ces topiques ont leurs indications pour les locations arthrosiques touchant les articulations peu profondes (doigt, poignet, coude, pied, cheville...).

LES DIFFÉRENTS ANTI-INFLAMMATOIRES DISPONIBLES PAR VOIE GÉNÉRALE

Cette liste n'est pas exhaustive, mais elle présente la majorité des anti-inflammatoires couramment utilisés. Rappelons que la DCI est la dénomination commune internationale:

SPÉCIALITÉ (nom commercial)	**DCI**	**Présentation**
Antadys	Flurbiprofène	cp 100 mg
Apranax	Naproxène	cp 275 mg, 550 mg, 750 mg granulé susp buv 250 mg, 500 mg, suppos 500 mg
Arthrocine	Sulindac	cp 100 mg, 200 mg
Brexin	Piroxicam	cp 20 mg pdre susp buv 20 mg
Brufen	Ibuprofène	cp 400 mg suppos 500 mg
Cebutid	Flurbiprofène	cp 50 mg, 100 mg gél LP 200 mg suppos 100 mg
Celebrex	Célécoxib	cp 100 mg, 200 mg
Cycladol	Piroxicam-béta-cyclodextrine	cp 20 mg pdre susp buv 20 mg

SPÉCIALITÉ (nom commercial)	**DCI**	**Présentation**
Diclofenac* (générique)	Diclofenac	cp 50 mg
Feldène	Piroxicam	gél 10 mg, 20 mg cp dispersible 20 mg suppos 20 mg amp inj 20 mg IM
Indocid	Indométacine	gél 25 mg suppos 50, 100 mg
Inflaced	Piroxicam	gél 20 mg pdre efferv sol buv 20 mg
Kétoprofène* (générique)	Kétoprofène	cp 100 mg, 200 mg
Ketum	Kétoprofène	gél 50 mg cp 100 mg gél LP 200 mg
Lodine	Etodolac	cp 100 mg, 200 mg, 300 mg cp LP 400 mg
Minalfène	Alminoprofène	cp 300 mg
Mobic	Meloxicam	cp 7,5 mg, 15 mg
Naprosyne	Naproxène	cp 250 mg, 500 mg, 750 mg, 1000 mg sup 250 mg, 500 mg
Nifluril	Acide niflumique Morniflumate	gél 250 mg suppos 400 mg
Piroxicam* (générique)	Piroxicam	gél 10 mg, 20 mg
Profénid	Kétoprofène	gél 50 mg cp 100 mg cp LP 200 mg gél LP 200 mg amp inj IM 100 mg, IV 100 mg suppos 100 mg
Bi-Profénid	Kétoprofène	cp 150 mg
Surgam	Acide tiaprofénique*	cp 100 mg suppos 300 mg
Tilcotil	Ténoxicam	cp 20 mg amp inj IM 20 mg suppos 20 mg

* Existe sous différentes appellations génériques.

SPÉCIALITÉ (nom commercial)	DCI	Présentation
Topfena	Kétoprofène	gél 50 mg gél LP 100 mg, 200 mg amp inj IM 100 mg
Vioxx	Rofécoxib	cp 12,5 mg, 25 mg
Voldal	Diclofenac	cp 25 mg, 50 mg cp LP 100 mg sol inj 75 mg suppos 25 mg, 100 mg
Voltarène	Diclofenac	cp 25 mg, 50 mg cp LP 75 mg, 100 mg sol inj IM 75 mg suppos 100 mg
Xenid	Diclofenac	cp 25 mg, 50 mg cp LP 100 mg sol inj IM 75 mg suppos 100 mg

Ces anti-inflammatoires non stéroïdiens ont des mécanismes d'action et une cinétique différents mais, en termes d'efficacité, on les considère comme à peu près équivalents. En fait, comme pour les antalgiques, il existe pour les anti-inflammatoires non stéroïdiens une variabilité des réponses liée aux susceptibilités individuelles. Un anti-inflammatoire peut être actif chez une personne et pas chez une autre qui présente pourtant une atteinte à peu près semblable, d'où un tâtonnement possible dans la mise en place du traitement.

Les indications des anti-inflammatoires

L'hétérogénéité des situations, l'efficacité variable des AINS selon les personnes et les risques importants d'effets secondaires nécessitent une réflexion approfondie de la part du médecin. Sa prescription est personnalisée suivant chaque situation rencontrée, et il vous en exposera les données, les avantages et les inconvénients.

La prise d'anti-inflammatoires non stéroïdiens, à cause notamment de leurs effets secondaires potentiels, ne doit pas être le fait d'une automédication. Cependant, ce sont des médicaments efficaces, utiles en cas de poussée inflammatoire importante – signalant un risque de destruction du cartilage – lorsque celle-ci n'a pu être jugulée par d'autres moyens comme la décharge articulaire, le froid, les plantes, les antalgiques...

Schématiquement, en cas d'arthrose peu évolutive, les antidouleur simples tels que le paracétamol doivent suffire. Ils peuvent aussi être pris ponctuellement, soit après un effort inaccoutumé qui a beaucoup sollicité l'articulation atteinte par l'arthrose, soit en prévention, avant une activité importante. Si l'arthrose a une expression douloureuse plus sévère, et surtout en cas de poussées inflammatoires qui indiquent une destruction cartilagineuse, la prise d'AINS a un sens. Mais, dans ces cas-là, il faut en prendre suffisamment longtemps, une semaine par exemple, pour bloquer efficacement le processus inflammatoire. Les échecs viennent souvent de prises inadaptées, de doses et de durées insuffisantes, avec arrêt après un jour ou deux d'utilisation, dès que se dessine une légère amélioration.

Lorsque la prise d'AINS est nécessaire, il faut donc respecter rigoureusement le protocole défini par votre médecin. Ne décidez pas vous-même, par peur des effets secondaires, de réduire de moitié le traitement qui vous a été prescrit et qui vous apporte la dose minimale efficace. La prescription d'anti-inflammatoires est d'ailleurs souvent associée à celle d'antidouleur, ce qui permet de diminuer leur dose.

La prise au long cours d'anti-inflammatoires pendant plusieurs semaines n'est qu'exceptionnelle. Elle se fait en association avec un protecteur gastrique et généralement sous forme de médicaments de la classe des anticox 2. Un contrôle médical strict, notamment des fonctions rénales et hépatiques, est alors indispensable.

LES EFFETS INDÉSIRABLES DES ANTI-INFLAMMATOIRES NON STÉROÏDIENS

Nombreux, les effets secondaires des anti-inflammatoires limitent leur usage.

Le risque d'ulcère digestif

Bien connu, c'est le problème majeur dans la prescription des AINS. Le risque est renforcé chez les personnes de plus de 65 ans et chez celles qui présentent des antécédents d'ulcère gastrique. La consommation concomitante de médicaments agressifs pour la muqueuse mais aussi d'alcool et de tabac est déconseillée. Insistons bien sur le fait que l'automédication en matière d'anti-inflammatoires est trop fréquente, et qu'elle est souvent néfaste.

Pour limiter les risques d'apparition d'ulcère gastro-duodénal et ses conséquences, rares mais possibles, d'hémorragie digestive et de perforation, il est recommandé de bien suivre les instructions de votre médecin, c'est-à-dire :

• de prendre les anti-inflammatoires au cours ou à la fin des repas ;

• de continuer d'appliquer les mesures complémentaires que sont la mise au repos de l'articulation, les traitements de fond à base de plantes ou les « antiarthrosiques symptomatiques à action lente » (p. 99) ;

• de ne pas oublier de prendre le traitement destiné à protéger l'estomac prescrit par votre médecin. Celui-ci doit être maintenu pendant toute la durée de la prise d'anti-inflammatoires. Ces médicaments préventifs réduisent les risques mais ne les annulent pas complètement.

Contrairement à ce que croient beaucoup de personnes, ce

n'est pas le contact du comprimé avec la muqueuse de l'estomac qui entraîne sa fragilisation, mais le mécanisme d'action des anti-inflammatoires, qui inhibent la cox 1. Ainsi, que ce soit sous forme de comprimés, de solution injectable ou de suppositoires, tous présentent le même risque pour l'estomac. Les gels ne comportent, quant à eux, qu'un risque très minime : le passage dans le sang des composés actifs est très faible sous cette forme galénique.

Les autres effets indésirables

Beaucoup plus rares, ils peuvent aussi être graves, et parfois plus, que les effets digestifs.

• *Les effets rénaux des AINS* : le plus fréquent est le défaut d'épuration rénale, c'est-à-dire l'insuffisance rénale fonctionnelle.

Le risque est d'autant plus élevé pour les personnes de plus de 65 ans lorsqu'il existe une atteinte rénale préalable, lorsque les prises de boisson sont insuffisantes, lorsqu'elles présentent une hypertension artérielle, un diabète mal équilibré... Votre médecin adaptera la dose d'anti-inflammatoires en fonction de votre poids et contrôlera, s'il le juge nécessaire, le bon fonctionnement des reins par une analyse de sang et d'urine (détermination de la clairance de la créatinine).

• *Les réactions immunoallergiques* : éruption cutanée, urticaire, œdème de Quincke, voire choc, doivent faire écarter définitivement l'utilisation de la classe des anti-inflammatoires non stéroïdiens lorsqu'ils sont responsables de l'allergie. L'utilisation d'un anti-inflammatoire d'une autre catégorie pharmacologique, bien que théoriquement possible, doit rester extrêmement prudente.

• *Les effets respiratoires* : spasmes respiratoires et asthme sont peu fréquents mais apparaissent quelquefois.

• *L'atteinte hépatique* : l'hépatite médicamenteuse aiguë est possible mais heureusement rare.

• *Les atteintes hématologiques* sont exceptionnelles mais provoquent une destruction des globules sanguins (agranulocytose).

• *Les troubles neurologiques se manifestant par des maux de tête ou des vertiges* peuvent se rencontrer.

Des mises en garde et précautions d'emploi sont mentionnées dans les notices des boîtes d'AINS en fonction de leur classe et il est bien sûr indispensable de les respecter. Une grande prudence doit donc accompagner la prise d'anti-inflammatoires. Voici la liste des contre-indications.

Les contre-indications à l'usage des anti-inflammatoires non stéroïdiens « classiques » sont les antécédents d'hypersensibilité à l'un des constituants, l'asthme ou toute autre forme d'allergie déclenchée par la prise de cette classe de médicaments, les ulcères gastroduodénaux en évolution, l'insuffisance hépato-cellulaire sévère, l'insuffisance rénale sévère. La prise d'anticoagulants oraux, d'autres anti-inflammatoires, d'héparine mais aussi de lithium et de méthotrexate (à des doses supérieures à 15 milligrammes par semaine) nécessitent des précautions d'emploi particulières (les contre-indications sont relatives).

Les contre-indications de la classe des coxib sont l'hypersensibilité à l'un des constituants et aux sulfamides, les antécédents de réaction d'asthme, d'œdème de Quincke, d'urticaire ou de toute autre manifestation allergique provoquée par la prise d'anti-inflammatoire non stéroïdien ou d'acide acétylsalicylique, l'ulcère peptique évolutif, les hémorragies gastro-intestinales, les entérocolopathies inflammatoires, l'insuffisance cardiaque congestive sévère, l'insuffisance hépatique sévère, l'insuffisance rénale.

Les antiarthrosiques symptomatiques à action lente

Ces traitements de fond de l'arthrose visent à retarder son évolution. Il existe plusieurs médicaments qui peuvent être utilisés dans cette perspective. Ils font partie de l'arsenal préventif comme les médications non pharmacologiques telles que les plantes, les oligoéléments, la physiothérapie... L'objectif est de ralentir l'évolution naturelle de l'arthrose, d'améliorer la fonctionnalité de l'articulation et de limiter les risques d'apparition de poussées inflammatoires.

Ces traitements sont encore appelés « chondroprotecteurs », c'est-à-dire protecteurs du cartilage, car selon certaines études ils freinent la destruction du cartilage de l'articulation. Leur action n'est sensible que plusieurs semaines après le début de la prise, et l'effet sur la douleur ne peut être jugé rapidement. Il ne faut donc pas arrêter ces médicaments au bout de quelques jours même si l'on ne ressent pas encore de soulagement.

Les antiarthrosiques sont bien tolérés et ont peu de contre-indications en dehors d'une possible allergie aux constituants (voir *infra*). Ils ont pour effets une diminution des douleurs, une réduction du handicap fonctionnel, et entraînent une moindre consommation d'antalgiques et d'anti-inflammatoires.

Trois groupes de médicaments ont fait l'objet d'études récentes qui ont confirmé leur intérêt dans l'arthrose : la chondroïtine sulfate (Chondrosulf®, Structum®), la diacerhéine (Art 50®, Zondar®), les insaponifiables d'avocat et de soja (Piasclédine®). Un autre médicament est aussi disponible en France : l'oxacéprol (Jonctum 200®). L'indication officiellement admise est le « traitement d'appoint des douleurs arthrosiques ».

Principaux chondroprotecteurs (antiarthrosiques symptomatiques à action lente)

DCI	Spécialité
Chondroïtine sulfate	Chondrosulf (sachet, gélule) Structum (gélule)
Diacerhéine	Art 50 (gélule) Zondar (gélule)
Insaponifiables de soja et d'avocat	Piasclédine (gélule)
Oxacéprol	Jonctum (gélule)

Les médicaments « protecteurs » ont pour objectif de chercher à corriger le déséquilibre qui caractérise l'arthrose, à savoir la rupture de l'équilibre entre synthèse et dégradation du cartilage dans le sens d'une destruction accrue. Il est possible d'inhiber en partie ce processus ainsi que celui qui provoque une augmentation de la libération des médiateurs de l'inflammation par la prise de chondroprotecteurs.

Ils pourraient également stimuler la synthèse d'éléments du cartilage (collagène, protéoglycane).

En France, un autre médicament existe, la glucosamine, largement utilisée aux États-Unis. La glucosamine, association d'un sucre et d'un acide aminé, stimulerait les cellules cartilagineuses, ou chrondrocytes, dans le sens d'une synthèse accrue d'éléments de sa matrice ; la formation d'acide hyaluronique serait également augmentée, et son action serait renforcée par une association avec la vitamine C. De plus en plus, des médecins américains prescrivent la glucosamine associée à la chondroïtine sulfate, dont les actions seraient complémentaires, avec de bons résultats, ce qui est également vérifié par notre expérience personnelle.

En France, on peut utiliser la glucosamine sous différentes formes, mais elle n'est pas remboursée. Celle qui a notre préférence inclut de la vitamine C et du calcium, Cartilamine®

par exemple. La posologie habituellement préconisée est de 1 comprimé 2 fois par jour.

La chondroïtine sulfate

Cette molécule existe, sur le plan commercial, sous deux appellations :

- le Chondrosulf® 400 mg, qui se présente sous forme de gélules et de sachets et dont la posologie est de 3 sachets ou 3 gélules par jour ;
- le Structum®, qui existe sous forme de gélules de 500 mg et dont la posologie est de 1 gramme par jour (soit 1 gélule matin et soir, à avaler avec un grand verre d'eau).

La chondroïtine sulfate agit en stimulant la synthèse de certaines molécules du cartilage et en inhibant certaines enzymes destructrices. Les effets indésirables sont rares et bénins : se rencontrent exceptionnellement des troubles digestifs (nausées, vomissements) ou cutanés (prurit, éruption, urticaire, eczéma, œdème). De nombreux témoignages, corroborés par des études validées officiellement par une autorisation de mise sur le marché, plaident en faveur de l'usage de ces produits.

Le traitement « idéal » de fond en dehors de ceux apportés par les traitements à base de plantes, d'oligoéléments... est, au choix :

– **Chondroïtine sulfate** (Structum®, Chondrosulf 400®)

– **Diacerhéine** (Art 50®, Zondar®)

– **Glucosamine** (Cartilamine®) associée à la chondroïtine sulfate

L'**insaponifiable d'avocat et de soja** (Piascledine®) et l'**oxacéprol** (Jonctum®) font aussi partie des « traitements d'appoint des douleurs arthrosiques ». La durée du traitement est dépendante de l'importance du degré d'arthrose et de son évolution.

LA DIACERHÉINE

Des études récentes ont prouvé, radiographies à l'appui, une diminution moins importante de l'épaisseur du cartilage chez les sujets ayant absorbé cette molécule (Art 50®, Zondar®) au long cours par rapport aux sujets dits « témoins » n'ayant pas bénéficié de ce traitement.

La posologie de la diacerhéine est progressive : 1 gélule par jour pendant 10 jours pour tester la tolérance digestive, puis 2 gélules par jour en deux prises (matin et soir), de préférence au cours des repas. Il est probable cependant qu'à long terme une seule gélule par jour soit suffisamment efficace. Sur le plan biologique, elle agit en inhibant *in vitro* l'interleukine 1, substance impliquée dans la réaction inflammatoire favorisant la destruction du cartilage. Son efficacité ne se manifeste également qu'après un délai de quelques semaines.

Les effets indésirables sont sans gravité : diarrhée, selles molles, douleurs abdominales. Une coloration foncée des urines est possible, sans valeur pathologique. Des cas d'intolérance cutanée (prurit, éruption) ont été rapportés. En cas de troubles gastro-intestinaux et chez l'insuffisant rénal, la posologie doit être réduite.

Ce médicament est contre-indiqué en cas de colopathie organique inflammatoire, de syndrome subocclusif, d'insuffisance hépatique sévère et, bien sûr, d'allergie à des constituants de ces produits. Certains médicaments appelés topiques intestinaux (sels, oxydes et hydroxydes d'aluminium, de calcium et de magnésium) diminuent l'absorption digestive de la diacerhéine ; il ne faut pas les prendre en même temps, mais respecter un délai de 2 heures entre les prises.

LES INSAPONIFIABLES D'AVOCAT ET DE SOJA

Une gélule de Piasclédine® 300 mg est composée d'insaponifiable d'huile d'avocat (100 mg) et d'insaponifiable d'huile de soja (200 mg).

La posologie est de 1 gélule par jour, à avaler avec un grand verre d'eau au milieu d'un des repas. Ce médicament est bien toléré. Son indication officielle en rhumatologie est : « traitement d'appoint des douleurs arthrosiques ». Il en existe une autre en stomatologie : « traitement d'appoint des parodontopathies ».

L'OXACÉPROL

Le Jonctum® 200 mg est un dérivé du collagène qui s'administre en 3 prises, 1 gélule matin, midi et soir, au début du repas. Il n'est pas remboursé par la Sécurité sociale.

> Les médicaments de la classe des chondroprotecteurs permettent d'espacer les poussées congestives (inflammatoires) et de réduire *de facto* la consommation d'autres types de médicaments comme les anti-inflammatoires ; mais des études restent encore à mener pour mieux les évaluer.

En conclusion, les antiarthrosiques symptomatiques à action lente peuvent être prescrits à de nombreuses personnes souffrant d'arthrose, et plus particulièrement :

• aux personnes arthrosiques présentant des poussées aiguës inflammatoires fréquentes, évoluant vers des destructions importantes du cartilage ;

• aux personnes arthrosiques souffrant de douleurs chroniques quotidiennes et prenant des doses élevées d'antalgiques et d'AINS.

Toutefois, diverses questions restent encore en suspens quant à leur usage : Doit-on prescrire ce type de traitement au long cours ou en cures discontinues ? Dès que l'arthrose est diagnostiquée et chez toutes les personnes arthrosiques, ou uniquement chez celles dont la douleur ou le handicap deviennent importants ? L'association de plusieurs antiarthrosiques présente-t-elle un intérêt ?

Les décontracturants musculaires

Ils peuvent être associés aux médicaments précédents lorsque la contraction musculaire, en particulier au niveau du rachis, est prépondérante et douloureuse. En effet, dans l'approche de l'arthrose, on mésestime souvent le fait que la douleur est en grande partie d'origine musculaire.

Devant tout dysfonctionnement articulaire dû à l'arthrose, et quelle que soit l'articulation touchée, votre médecin pourra légitimement recourir à des thérapeutiques décontracturantes. Elles ne sont pas toutes médicamenteuses, et celles qui sont à préconiser en premier lieu sont physiques : massages par votre kinésithérapeute, gymnastique adaptée en fonction de la localisation. Il est néanmoins des circonstances où l'usage de médicaments relaxants musculaires, ou myorelaxants, est nécessaire. C'est le cas lorsqu'on recherche une sédation rapide des contractures.

Madame Françoise V., 56 ans, était dans l'impossibilité de se rendre chez un kinésithérapeute compte tenu de ses obligations professionnelles du moment. Aussi, face aux douleurs associées à des contractures importantes, son médecin lui prescrivit-il un décontracturant, ce qui la soulagea rapidement. Afin d'éviter une récidive, elle prit par la suite le temps d'aller chez son kinésithérapeute pour une série de massages, mais aussi pour apprendre à faire les exercices appropriés.

Parmi les médications myorelaxantes, citons le tétrazépam (Myolastan®), dont la posologie est en général de 1/2 à 1 comprimé à prendre le soir du fait des risques de somnolence et pour une durée courte en raison des risques de dépendance (4 à 8 jours). Le thiocolchicoside (Miorel®, Coltramyl®) est également proposé ; il n'entraîne pas de somnolence, mais parfois des diarrhées.

Les traitements locaux médicamenteux

Dans cette partie, nous abordons les aspects généraux des moyens thérapeutiques locaux : médicaments en application, viscosupplémentation, infiltrations...

Les crèmes, baumes, gels en application

De nombreuses formes galéniques d'anti-inflammatoires non stéroïdiens ont été mises au point pour agir localement et ont une indication officielle dans les tendinites, les œdèmes et les traumatismes bénins tels que les entorses et les contusions. Dans le traitement de l'arthrose, elles peuvent également rendre de grands services, d'autant qu'aux crèmes et baumes utilisés sont venus s'ajouter ces dernières années les gels. Ces produits assurent un meilleur franchissement de leurs composés actifs à travers la peau. Ils agissent *in situ*, au niveau de l'articulation, et seul un très faible pourcentage des substances contenues dans ces gels passe dans la circulation générale. Ils n'ont donc pas les inconvénients des anti-inflammatoires par voie générale, avec leurs cortèges d'effets secondaires.

Leur usage est toutefois limité puisqu'ils ne peuvent être utilisés que pour les articulations peu profondes. En effet, si leur efficacité est manifeste dans l'arthrose de la main, du pouce ou du poignet, du pied mais aussi du genou et du coude, dans l'arthrose de la hanche et de l'épaule ils n'agissent que sur les structures périarticulaires, les tendons et les muscles. Il n'y a que peu de contre-indications à leur usage, à condition que la peau au niveau de l'articulation soit saine. En cas d'eczéma, de plaie, de lésion infectée, il ne faut pas utiliser ces produits. Veillez aussi à ce qu'ils n'entrent pas en contact avec vos muqueuses ni avec vos yeux. Parfois une irritation locale apparaît ; elle est due à une allergie, ce qui nécessite l'arrêt du traitement. Cette situation est heureusement peu fréquente, et l'usage de ces produits est à encourager à raison d'1 ou 2 applications par jour. Attention, certains d'entre eux provoquent des réactions cutanées importantes lorsque leur application est suivie d'une exposition solaire. Lisez bien la notice et demandez conseil à votre médecin ou à votre pharmacien. Dans l'arthrose, bien que la notice ne le spécifie pas, ils agissent surtout lors des poussées congestives. Ceux que nous privilégions sont, par ordre alphabétique, l'Advil® gel, le Flector®, le Geldène® et le Voltarène Émulgel®. D'autres sont également efficaces et dépendent des habitudes de prescription de votre médecin.

Pour renforcer l'efficacité du gel, vous pouvez confectionner un pansement dit « occlusif », ce qui permet une meilleure pénétration du produit. Vous pouvez réaliser vous-même ce pansement selon le protocole suivant :

- déposer sur l'articulation 2 ou 3 noisettes du produit (Flector® gel ou Voltarène Émulgel®) et étaler sans masser ;
- entourer l'articulation d'une gaze (garder toujours la même), ce qui accélère la pénétration du produit ;
- enrouler autour de l'articulation, sans trop serrer, de la Cellophane adhésive transparente comme celle que vous utilisez pour la conservation des aliments ;
- terminer par un bandage standard sans trop serrer.

Attention, ce pansement ne peut être réalisé qu'avec du Flector® et du Voltarène Émulgel®, les autres produits pouvant entraîner des lésions cutanées du fait de leurs excipients, qui ne sont pas adaptés à l'occlusion. En cas de rougeur ou d'irritation, le pansement sera enlevé et la peau rincée à l'eau. Le Flector Tissugel®, non remboursé, est disponible sous forme de compresses adhésives à découper et à coller sur la zone douloureuse pour une durée de 24 heures.

Principaux anti-inflammatoires par voie locale

DCI	Spécialité	Présentation
Acide niflumique	Flunir Niflugel Nifluril	pom gel pom
Diclofénac	Flector Flector Tissugel Voltarène Émulgel Xénid	gel compresses imprégnées gel gel
Ibuprofène	Advil Antarène Dolgit Ibutop Intralgis	gel gel crème gel gel
Kétoprofène*	Ketum Profénid Topféna	gel gel gel
Phénylbutazone	Dextrarine-phénylbuta-zone	pom
Piroxicam	Geldène	gel
Salicylates seuls ou en association	Algésal Baume Aroma Baume Bengue Disalgyl Dolal Synthol Synthol Traumaglyl	pom pom pom crème liniment gel, 100 g solution 125, 215 crème

* Existe sous différentes appellations génériques.

La mésothérapie

Cette technique consiste à injecter sous la peau, grâce à de petites aiguilles, un mélange de produits destiné à agir localement. Les injections, peu profondes, sont multiples et se font à la périphérie de l'articulation ; elles ne sont jamais intra-articulaires, contrairement aux infiltrations.

La mésothérapie est une technique médicale qui utilise des produits allopathiques anti-inflammatoires et décontracturants dilués dans la procaïne, la mésocaïne ou la xylocaïne. Cette approche du traitement de l'arthrose est actuellement peu évaluée, et les indications que nous donnons sont le reflet d'expériences professionnelles décrites par des médecins qui en font usage.

La mésothérapie est utilisée pour de nombreuses localisations arthrosiques ; dans les affections du rachis, lombaire ou cervical, elle peut réduire significativement les douleurs par le biais d'une diminution des contractures ; dans l'arthrose du genou, la mésothérapie a sa place lors des poussées congestives ; en cas d'inflammation des doigts, des poignets et des chevilles, les résultats sont souvent spectaculaires. Ainsi, lors de poussées inflammatoires, cette technique permet de limiter l'emploi de médicaments anti-inflammatoires par voie orale. Le nombre de séances est d'environ 2 ou 3, espacées de quelques jours, mais il existe une sensibilité différente d'une personne à une autre. Aussi, si une amélioration n'est pas sensible dès le début, il est rarement utile de poursuivre ce type de traitement. La mésothérapie est habituellement bien tolérée et constitue une alternative intéressante en cas de contre-indication ou d'intolérance digestive à ces anti-inflammatoires.

Il existe néanmoins des limites à son usage. Elle ne permet pas de toucher les articulations profondes comme celle de l'épaule. Des lésions cutanées à l'emplacement des points d'injection ont été décrites, bien que cela soit extrêmement rare. Elle peut se révéler douloureuse, notamment au niveau des doigts. Certains patients sont rapidement soulagés grâce à cette technique, alors que d'autres y sont peu sensibles. Enfin, on manque actuellement de données pour évaluer l'efficacité de la mésothérapie, et il n'existe pas de recommandations officielles concernant ce traitement. Tout est affaire de susceptibilité individuelle.

Les infiltrations

Les infiltrations sont des injections de cortisone (dérivés corticoïdes à action longue) dans l'articulation ; Altim® et Diprostène® sont les plus utilisés. Dans le traitement de l'arthrose, les infiltrations sont réservées aux poussées inflammatoires importantes et très douloureuses. Les incidents sont rares lorsqu'elles sont réalisées par des médecins expérimentés et dans des conditions d'asepsie très rigoureuses. Le risque principal est l'infection due à l'intrusion d'un germe dans l'articulation. Il faut consulter à nouveau rapidement si des signes anormaux se manifestent quelques jours après une infiltration. On ne dépasse pas le nombre de 2 ou 3 infiltrations par articulation, espacées d'au moins une semaine à dix jours. Il arrive qu'apparaisse une exacerbation passagère des douleurs dans les 24 heures qui suivent l'injection, ce qui correspond à une précipitation de microcristaux du produit. Cette réaction, bénigne, disparaît en quelques heures grâce à un glaçage de l'articulation et à la prise d'antidouleur. Il est impératif de laisser reposer l'articulation pendant les 48 heures qui suivent l'infiltration afin d'éviter la diffusion du produit dans le sang au cours des mouvements, ce qui en limiterait l'efficacité. Une partie de la cortisone injectée passant donc dans la circulation générale, certaines personnes telles que les diabétiques ne peuvent recevoir ce type de traitement sans surveillance stricte.

Les infiltrations de cortisone sont actuellement réalisées

avec beaucoup de précaution, ce qui n'était pas toujours le cas autrefois. Leur mauvaise réputation vient de leur utilisation intensive, trop souvent systématique dans le passé ; elles pouvaient être effectuées une fois par semaine sur de longues périodes, ce qui revenait à une corticothérapie générale déguisée. On a évoqué la possible agressivité de la cortisone sur le cartilage, mais rien n'est prouvé. Si une dégradation a pu être constatée, elle est plutôt attribuée au fait que, ayant moins mal, nombre de ceux qui bénéficient d'une infiltration sollicitent davantage leur articulation, la surutilisent même, ce qui peut entraîner une aggravation de leur arthrose.

Si les indications sont bien posées, l'infiltration de corticoïdes peut rendre des services même si l'effet n'est que transitoire, de quelques semaines à deux mois. Madame Arlette S., 73 ans, grand-mère depuis longtemps, est venue un jour réclamer une infiltration pour soulager son genou, très douloureux. Il faut dire qu'un événement exceptionnel se préparait pour elle : un de ses petits-fils allait bientôt se marier, et elle voulait pouvoir danser à la noce !

La viscosupplémentation

Le principe consiste à injecter directement dans l'articulation une substance élastovisqueuse constituée de composés hylanes dérivés de substances naturellement présentes dans le liquide synovial. Ce procédé vise à augmenter l'élasticité et la viscosité du liquide synovial, propriétés qui sont diminuées dans l'articulation arthrosique. Il s'ensuit une amélioration significative de la mobilité de l'articulation et, indirectement, un soulagement de la douleur. Comme pour toute injection dans l'articulation, des conditions rigoureuses d'asepsie sont indispensables. L'inconvénient de cette technique est que le succès n'est pas assuré, et, si effet bénéfique il y a, celui-ci ne dure généralement que quelques mois, parfois un an. L'efficacité est d'autant plus grande que l'atteinte arthrosique est peu évoluée ; cependant, quel que soit le degré de l'arthrose, la viscosupplémentation peut être tentée. Trois injections sont actuellement nécessaires, à une semaine d'intervalle. Ce traitement est la plupart du temps bien supporté. Les réactions locales sont assez rares, et ne durent pas.

L'injection doit être strictement limitée à l'articulation et réalisée par un rhumatologue entraîné. Jusqu'à récemment, seul le genou pouvait bénéficier de cette technique. Depuis peu, il est possible de l'utiliser pour d'autres articulations et de nouveaux dosages sont disponibles. Pour être certain d'injecter dans l'articulation, il faut, pendant l'acte, vérifier la position correcte de l'aiguille grâce à la radiologie. Ce traitement est remboursé par la Sécurité sociale depuis un an pour certains des produits utilisés. Il existe des brochures explicatives distribuées par les laboratoires : demandez-les à votre médecin.

La synoviorthèse

Cette technique consiste à injecter directement dans l'articulation un médicament abrasif qui « décape » la membrane synoviale enflammée. Les produits le plus couramment employés sont certains types de corticoïdes et des produits faiblement radioactifs. L'indication de ces traitements est très limitée dans l'arthrose. On ne les utilise que dans des épanchements articulaires récidivants, insensibles aux autres traitements. Des réactions locales et générales sont possibles, et l'immobilisation après l'injection du produit est nécessaire.

Les appareillages

L'immobilisation totale ou partielle d'un membre se fait à l'aide d'« orthèses ». Ce sont des attelles en mousse, plus ou moins rigides, ou des éléments en plastique qui peuvent être adaptés à chaque articulation. Leur principal intérêt dans l'arthrose est de soulager la douleur et de prévenir les déformations, notamment au niveau des doigts. On distingue :

• les orthèses de repos, qui immobilisent le membre ou une partie de celui-ci dans un but antidouleur ou anti-inflammatoire. Elles sont portées la nuit ou pendant les périodes d'inactivité. L'articulation est maintenue dans une position qui diminue les contraintes et évite les déformations ;

• les orthèses de fonction, qui permettent l'utilisation de l'articulation tout en la stabilisant. Elles sont généralement posées à la main, mais aussi, de plus en plus souvent, au niveau d'autres articulations.

Différents appareillages sont disponibles en pharmacie ou sur mesure :

• Les orthèses de repos qui servent à maintenir le pouce en position de fonction se réalisent par moulage avec une partie thermoformable (appareillage personnalisé).

• Au genou, des attelles d'immobilisation standard sont préconisées en cas de poussée. Plus récemment sont apparues des attelles dites de valgisation ou de varisation, plus sophistiquées, destinées à corriger les déformations de façon active. Les résultats prometteurs annoncés demandent toutefois à être confirmés.

• Les genouillères avec renforts latéraux sont intéressantes en cas de laxité de l'articulation car elles la stabilisent.

• Le « taping » de la rotule est réalisé grâce à des bandes adhésives de type Élastoplast® qui permettent d'attirer la rotule vers le haut et l'intérieur.

• Le port de semelles plantaires, encore dénommées « orthèses plantaires », a un intérêt biomécanique en cas d'arthrose des membres inférieurs (genou surtout, mais aussi hanche et pied). L'usage de ces semelles correctrices apporte une diminution significative de la douleur.

Des chercheurs américains ont récemment mis au point des semelles vibrantes qui assurent un meilleur ajustement réflexe postural. Elles devraient, lorsqu'elles seront commercialisées, réduire la fréquence des chutes. Dans tous les cas, les semelles ont un rôle d'amortisseur et modifient les contraintes. Évitez, en cas d'arthrose des membres inférieurs, le port de talons de plus de 5 centimètres de haut.

• La canne, portée du côté opposé à la lésion arthrosique, atténue les douleurs en réduisant les contraintes sur les hanches et les genoux. Cette prescription est souvent mal acceptée par crainte du regard des autres. Pourtant, en période de poussée, la décharge ainsi procurée à l'articulation permet d'éviter l'aggravation des lésions. Certains médecins conseillent même la décharge complète à l'aide de deux cannes anglaises pendant quelques semaines en fonction de l'intensité des poussées congestives.

D'une manière générale, vous devez éviter de mobiliser l'articulation atteinte d'arthrose et modifier votre quotidien selon une approche plus ergonomique. Le repos articulaire ne signifie pas rester allongé, mais arriver à « économiser » son articulation : les orthèses ont cet objectif. Parallèlement, il faut, dans la mesure du possible :

• mettre des poignées plus grosses aux portes ;

• adapter votre mobilier en évitant les fauteuils et les lits trop bas ou, au contraire, les placards trop hauts ;

• faire installer une rampe dans les escaliers ;

• recourir à différentes aides techniques, disponibles en pharmacie ou dans les magasins spécialisés, telles qu'un chausse-pied à long manche, une pince ramasse-objet, un ouvre-boîte facile à utiliser, etc.

Il faut aussi éviter le froid et l'humidité et utiliser la chaleur sous toutes ses formes (bains, bouillotte) en dehors des périodes inflammatoires.

Les traitements chirurgicaux

Cette partie aborde non seulement l'acte chirurgical lui-même, mais aussi toutes les interventions nécessitant des précautions particulières et devant être effectuées en salle d'opération.

L'ARTHROSCOPIE ET LES TECHNIQUES LOCALES

L'arthroscopie

Cette technique consiste à introduire dans l'articulation un tube optique relié à une caméra et des instruments divers (pince, « rasoir »). Trois petits orifices sont réalisés, qui permettent le passage de ces éléments et ne laisseront que des cicatrices discrètes. L'arthroscopie permet de visualiser directement votre articulation. Il est ainsi possible d'évaluer l'importance des lésions des cartilages et des ménisques pour les genoux. Un geste « chirurgical » peut également être réalisé pendant l'arthroscopie : la résection de morceaux de cartilage, le « ponçage », et prochainement des greffes de cartilage. Les complications liées à l'arthroscopie sont rares ; elles peuvent être secondaires au geste chirurgical lui-même (infection, hémorragie...) ou liées aux anesthésiques locaux. Cependant, l'arthroscopie est le plus souvent bien tolérée, et la durée d'immobilisation postopératoire est très courte.

Le lavage articulaire

Il concerne principalement les articulations des genoux et des épaules. Il assure l'élimination des différents débris pouvant s'y trouver : morceaux de cartilage, microcristaux et enzymes de dégradation du cartilage. Pour cela, on utilise du sérum physiologique, qui est injecté en abondance.

Dans certains cas, le lavage articulaire peut se faire simplement à l'aiguille, sans arthroscopie, lorsqu'une intervention directe sur le cartilage ne semble pas nécessaire. Une injection de cortisone dans l'articulation complète généralement le lavage ; elle a pour but de réduire l'inflammation.

L'ablation du ménisque

L'articulation du genou, qui est particulièrement sollicitée, peut être le siège de lésions des ménisques, surtout en cas de pratique intensive d'un sport. Jusqu'à il y a peu, on n'hésitait pas à enlever le ménisque au moindre problème, ce qui était méconnaître son rôle de stabilisateur de l'articulation. On sait maintenant qu'une ablation totale du ménisque est arthrogène, c'est-à-dire qu'elle favorise l'apparition de l'arthrose en quelques années. Actuellement, on se contente donc d'une résection, qui consiste à enlever uniquement la partie lésée des ménisques. Cette intervention a souvent lieu sous arthroscopie, ce qui permet d'éviter la chirurgie classique.

La chirurgie

Il existe plusieurs types de chirurgie dans l'arthrose. L'une est dite préventive, l'autre est considérée comme réparatrice. Il existe également une chirurgie propre au rachis.

La chirurgie préventive

Cette technique ne concerne pas l'articulation en elle-même mais l'os sous-jacent. Il s'agit de réaxer une articulation, l'objectif étant de réduire, sur le cartilage, la pression responsable de sa dégradation. En pratique, elle ne s'applique qu'aux articulations de la hanche ou du genou. L'intervention chirurgicale, appelée ostéotomie, consiste à sectionner un morceau d'os en coin afin de réaxer l'ensemble. Elle ne concerne que des articulations où la congruence est manifestement mal assurée du fait des déformations. Elle permet une prévention efficace des lésions arthrosiques, mais doit être effectuée avant que le cartilage ne soit trop abîmé ou usé. Cette chirurgie représente un geste « lourd » et n'a que des indications limitées. Pour qu'elle s'impose, il faut qu'il y ait une douleur arthrosique importante associée à des signes radiologiques venant confirmer l'arthrose, mais aussi que l'érosion du cartilage ne soit pas trop avancée.

La chirurgie réparatrice

Elle consiste à mettre en place une prothèse au niveau d'une articulation très douloureuse, enraidie et qui ne joue plus son rôle. Le remplacement total ou partiel de celle-ci par du matériel synthétique permet de soulager la douleur et d'éviter un handicap invalidant. Le traitement chirurgical prothétique est indiqué en cas de destruction importante du cartilage associée à des douleurs et à une gêne sérieuse. Cette situation peut être le résultat d'un long processus évolutif ; elle peut aussi être due à des déformations (dysplasie), ou à une arthrose destructrice rapide.

Le moment de l'intervention est en fait toujours dicté par vos douleurs et surtout votre tolérance. « On n'opère pas des radiographies », disent les médecins, et ce quelle que soit l'importance des lésions observées. Néanmoins, il ne faut pas attendre que l'invalidité ou l'altération de la qualité de vie soient trop importantes. À l'inverse, il n'est pas raisonnable de se faire opérer quelques semaines seulement après avoir souffert de façon intense. L'évolution de l'arthrose réserve parfois des surprises. Il n'est pas rare en effet d'observer une stabilisation des lésions, voire une régression, chez des personnes qui adoptent une bonne hygiène de vie. Monsieur Xavier P. souffrait d'arthrose de la hanche, commençait à boiter et avait consulté un chirurgien. Celui-ci lui conseilla de perdre 7 ou 8 kilos avant l'intervention, ce qu'il fit. À sa grande surprise, cela lui permit d'éviter l'opération !

La mise en place d'un traitement antiarthrosique symptomatique à action lente (voir p. 99) et la phytothérapie permettent aussi, dans bien des cas, de surseoir à une intervention.

La chirurgie de la hanche

Le choix du moment où l'on va recourir à la chirurgie prothétique n'est pas toujours aisé. Nombreux sont les patients qui attendent le plus longtemps possible et regrettent ensuite de ne pas s'y être pris plus tôt. Certes, une prothèse s'use, mais celles que l'on fabrique actuellement sont de plus en plus solides et fiables, ce qui éloigne la perspective de leur changement. Différents indices fonctionnels peuvent aider à la décision chirurgicale.

Mettre en place une prothèse totale de hanche (PTH) consiste à enlever la tête du fémur détériorée et à la remplacer par un élément similaire en matériaux de synthèse. Puis l'on procède de même pour l'os du bassin, c'est-à-dire le cotyle de l'os iliaque. Il existe de nombreux types de prothèses de hanche. Elles sont toutes à peu près équivalentes en termes d'indolence et de récupération fonctionnelle. Certaines sont cimentées, d'autres ne le sont pas. Afin d'éviter l'usure, on a tendance à proposer des prothèses dont la sphère remplaçant la tête du fémur est en céramique. Elles sont en effet réputées inusables, et ne devraient donc pas être changées. Certaines avaient toutefois tendance à se casser. Les nouvelles prothèses ne présentent pas ce type d'inconvénient. L'intervention chirurgicale est maintenant bien codifiée, et donne de bons résultats dans plus de 90 % des cas. Sa prise en charge par la Sécurité sociale est de 100 %, mais attention : certains chirurgiens et anesthésistes peuvent demander des dépassements d'honoraires, qui sont autorisés mais pas remboursés. Renseignez-vous à l'avance pour ne pas avoir de surprise. Les tarifs sont normalement affichés dans la salle d'attente. L'opération se fait sous anesthésie le plus souvent générale, ou sous péridurale, et dure environ deux heures. Pour l'hospitalisation, il faut prévoir une dizaine de jours.

Des personnes qui avaient du mal à marcher, qui boitaient, qui souffraient et devaient limiter leurs occupations peuvent « revivre » grâce à la pose d'une telle prothèse. Leur quotidien est transformé et la reprise de nombreuses activités est possible.

Cette intervention entraîne fréquemment des saignements – elle est dite hémorragique – et une transfusion est parfois nécessaire. Il s'agit le plus souvent d'une « autotransfusion », c'est-à-dire que, quelques semaines plus tôt, votre propre sang a été prélevé et qu'il sera utilisé lors de votre opération.

Les complications postopératoires sont rares, mais une luxation, un descellement, une infection ou une fracture osseuse en dessous de la prothèse peuvent se produire, ainsi que les complications générales liées à tout acte chirurgical. La reprise de la marche est très rapide, trois jours après l'intervention, à l'aide de béquilles. L'idéal est de passer ensuite environ un mois dans un centre de rééducation spécialisée. Ce séjour n'est pas indispensable, mais il permet d'apprendre à éviter certains mouvements quotidiens qui pourraient entraîner une luxation de la prothèse, risque que le patient court surtout les premiers temps. Il faut également dormir avec un coussin d'abduction entre les cuisses et le dos à plat.

L'intérêt d'un séjour en centre est aussi de se remuscler, notamment le moyen fessier, grâce à un système de poulie permettant les mouvements d'abduction (éloignement de la jambe de l'axe du corps). Certains chirurgiens souhaitent que la musculation soit peu intensive et préconisent simplement quelques mouvements de gymnastique. Le séjour en centre permet de s'informer et d'apprendre à utiliser toutes les aides techniques et tous les outils que les ergothérapeutes ont imaginés pour éviter les mouvements excessifs (ramasse-objets, enfile-chaussettes...). Quelques précautions sont en effet nécessaires lorsque vous portez depuis peu une prothèse de hanche. Et, à plus long terme, même si elle vous permet une vie quasi normale, il est préférable de l'économiser. Voici quelques conseils qui vont dans ce sens.

– Dans vos activités quotidiennes

• évitez les stations debout prolongées ;

• lorsque vous vous baissez, fléchissez les genoux ;

• pour entrer dans une voiture, asseyez-vous d'abord sur le bord du siège, dos à la voiture, puis faites pivoter en bloc les deux jambes jointes en vous aidant des bras ;

• ne vous retournez pas brusquement : les jambes et le bassin doivent bouger ensemble ;

• portez le moins de poids possible, fractionnez la charge, utilisez des chariots.

– À votre domicile

• pour limiter le risque de chute, faites installer des barres d'appui, des poignées dans votre baignoire... Prenez exemple sur les salles de bains des centres de rééducation ;

• le lit ne doit pas être trop bas et il doit être ferme ;

• pour un bain, rentrez le côté opéré en premier dans la baignoire, où vous aurez placé un tapis antidérapant.

– Les mouvements

Sachez que tout mouvement extrême de la prothèse est à éviter, et notamment :

• croiser les jambes,

• se couper les ongles des pieds en effectuant un mouvement forcé de la hanche,

• utiliser les fauteuils ou des canapés trop bas et trop mous,

• s'accroupir,

• utiliser des W-C trop bas ou un bidet,

• enfiler seul au début son pantalon, ses chaussettes, des bas...,
• mettre ses chaussures par-derrière,
• se baisser jambes tendues pour ramasser un objet à terre.

– Sur le plan médical

• Il n'y a pas de précaution particulière à prendre. Cependant, toute infection, même minime, doit être traitée par des antibiotiques (cystite, abcès dentaire...), car si un microbe colonise votre prothèse les conséquences peuvent être lourdes (descellement, etc.).

• Toute injection intramusculaire dans la fesse du côté de la prothèse est interdite à cause du risque infectieux.

– Sports conseillés

Si la natation est recommandée, le plongeon est interdit. Vous pouvez également pratiquer le vélo d'appartement et la marche à un rythme modéré.

La chirurgie du genou

Actuellement, deux types de prothèses sont couramment utilisées.

– Les prothèses totales de genou (PTG)

Elles sont mises en place lorsqu'il existe une atteinte sévère, handicapante et globale du genou liée à une destruction avancée du cartilage. Ces prothèses totales de genou permettent une réautonomisation et donnent de bons résultats. Les complications possibles sont celles de toute prothèse. Elles sont heureusement rares. Infection, descellement, fracture sous la prothèse sur un os fragilisé en font partie.

– Les prothèses unicompartimentales

Elles visent à remplacer une partie du genou lésé. Leurs indications sont plus limitées. Elles sont proposées lorsqu'il existe une déformation du membre inférieur et qu'une réaxalisation chirurgicale n'a pu être réalisée.

Les suites opératoires des mises en place de prothèses du genou sont plus longues et plus difficiles que celles de la hanche. Le genou ayant tendance à se bloquer en flexion, il faut souvent utiliser au début des appareillages particuliers, les « arthromoteurs », pour le mobiliser quotidiennement. Un séjour en centre spécialisé est nécessaire.

La chirurgie des autres articulations

La pose d'autres prothèses (épaule, cheville) est plus rare. Leurs résultats se sont nettement améliorés ces dernières années, et de plus en plus de personnes en bénéficient dans des centres spécialisés. Notons que la rééducation d'une cheville munie d'une prothèse est particulièrement longue et difficile.

La chirurgie du rachis

– Canal lombaire étroit

L'arthrose articulaire du rachis lombaire peut toucher les articulations postérieures et entraîner un rétrécissement du canal rachidien. Des douleurs dans les membres inférieurs et une limitation du périmètre de marche en sont les manifestations les plus courantes. Elles sont dues à la compression des nerfs dans le canal lombaire, dont la circonférence s'est notablement réduite. La chirurgie a pour but de les libérer. Il ne s'agit pas, dans ce cas, de mettre en place une prothèse. Cette chirurgie dite du « canal lombaire étroit » peut faire appel à plusieurs techniques ; la plus courante est la « laminectomie », qui consiste en l'ablation de l'arc postérieur de la vertèbre suivie d'un blocage par vis (arthrodèse) des vertèbres. Les résultats sont le plus souvent très satisfaisants. La personne arthrosique qui souffrait du rétrécissement du canal rachidien retrouve une vie quasi normale – au prix il est vrai d'une certaine raideur au niveau de la partie opérée. Il faut aussi qu'elle veille à ne pas surmener les zones situées au-dessus et au-dessous de la partie opérée afin qu'elles ne deviennent pas à leur tour arthrosiques après quelques années d'évolution. L'indication opératoire est formelle si la compression des nerfs entraîne ce qu'on appelle le « syndrome de la queue de cheval », qui se caractérise par des troubles des sphincters.

– Prothèse discale

La mise en place d'une prothèse discale est délicate. Cette chirurgie doit rester exceptionnelle, être confiée à des mains expertes et être pratiquée dans des centres très spécialisés, car les résultats sont aléatoires et des complications peuvent survenir après des années d'évolution (par exemple une migration de la prothèse).

4

LES TRAITEMENTS PHYSIQUES

On insiste beaucoup, à juste titre, sur le bénéfice apporté par les traitements non médicamenteux : la rééducation et le thermalisme, qui seront développés dans ce chapitre, mais aussi la gymnastique et les orthèses, dont il sera question dans les suivants.

La rééducation chez un kinésithérapeute : aspects généraux

La rééducation fonctionnelle dirigée par un kinésithérapeute joue un rôle essentiel dans l'arsenal thérapeutique destiné à vous soulager. Elle est indispensable à plus d'un titre, car elle permet de freiner l'évolution de l'arthrose et d'en limiter les conséquences. Aussi ne devez-vous pas considérer cette rééducation comme un simple adjuvant. Elle doit au contraire être partie intégrante de votre traitement. Des séances vous seront prescrites par votre médecin après une évaluation globale de vos lésions arthrosiques. Même lorsque le cartilage est abîmé, les méthodes de rééducation fonctionnelle sont utiles. Il a par exemple été prouvé expérimentalement que la simple mobilisation passive d'une articulation peut entraîner une régénération partielle du cartilage. Il ne faut donc pas sous-estimer l'intérêt de la rééducation. De plus, vous pouvez pratiquer par vous-même une activité physique régulière et convenablement orientée.

La kinésithérapie bien conduite a plusieurs objectifs en plus de ceux qui viennent d'être mentionnés :

Maintenir la mobilité des articulations

L'amplitude des mouvements ayant tendance à se réduire en cas d'arthrose, des actions passives et actives correctement conduites, sous la surveillance d'un kinésithérapeute, permettent de maintenir la mobilité articulaire à son niveau optimal. Il faut bien sûr être suffisamment volontaire pour faire les différents exercices préconisés car ils demandent, au moins au début, un certain effort. L'objectif est d'arriver à lutter contre l'enraidissement articulaire ; pour cela, la rééducation doit être régulière, modérée, et rester quasi indolore. N'hésitez pas à informer le kinésithérapeute des effets ressentis pendant les exercices et après, il pourra ainsi s'adapter à vos besoins.

Ne soyez pas non plus trop impatient. En cas d'enraidissement important, il est inutile, voire dangereux, d'essayer de récupérer trop rapidement une forte amplitude. L'idéal est en fait d'agir préventivement, pour éviter de telles situations. Vous pouvez y arriver par une gymnastique quotidienne bien conduite (voir chapitre 5).

Le kinésithérapeute, pour maintenir ou corriger une diminution de l'amplitude des mouvements, utilise différentes techniques :

• Lorsqu'il imprime un mouvement à votre articulation et que vous devez vous laisser faire, il s'agit de mobilisation passive. Il existe aussi des attelles motorisées qui permettent une mobilisation passive de longue durée, surtout utilisées après une intervention chirurgicale. Puis, par la mobilisation active, vous réalisez vous-même un effort volontaire qui est accompagné, et si besoin amplifié, par votre kinésithérapeute.

• Des tractions douces et répétées permettent de combattre l'enraidissement et améliorent la mobilité articulaire.

• Dans la technique du contracté-relâché, il faut contracter des muscles pour étendre un de vos membres (la jambe par exemple), compter quelques secondes et relâcher. La méthode est d'autant plus efficace que la contraction initiale est intense. Après l'avoir pratiqué sous contrôle, vous pourrez faire ce type d'exercice à votre domicile.

• Trouver votre équilibre est essentiel, et différents exercices de maintien de posture effectués chez votre kinésithérapeute vous y aideront. Certains appareils permettent – sur un plateau tournant en trois dimensions – de stimuler vos récepteurs « proprioceptifs », nécessaires pour vous repérer dans l'espace. L'équilibre retrouvé vous aidera à combattre les attitudes inadaptées.

• Il faut apprendre à bien respirer. Cela peut vous surprendre, mais sachez qu'une respiration profonde et adaptée optimisera l'ensemble de vos soins.

Lutter contre la fonte musculaire (ou amyotrophie)

Le kinésithérapeute va vous faire faire des mouvements destinés à renforcer votre musculature. Celle-ci joue en effet un rôle essentiel : elle entretient la stabilité de vos articulations, ce qui évite une aggravation de votre arthrose.

Il existe plusieurs techniques pour renforcer les muscles de façon sélective. Elles sont toutes actives. Votre kinésithérapeute utilise des processus dits de contractions isotoniques avec déplacement du membre contre une résistance constante (poids avec poulie...) et des contractions isométriques sans déplacement du membre : il s'agit dans ce cas de contraction statique du muscle. De nombreuses séances, suivies d'exercices appropriés à domicile, sont nécessaires pour obtenir des résultats. Votre participation très active est indispensable.

La rééducation en piscine, si vous aimez l'eau, facilite les mouvements des articulations du membre inférieur grâce à l'effet porteur de l'eau et à la chaleur, mais tous les kinésithérapeutes n'en possèdent pas.

Parfois la tonification prépondérante de certains groupes musculaires est nécessaire pour permettre un rééquilibrage de l'articulation. Par exemple, il faut renforcer la partie interne du muscle avant de la cuisse (le vaste interne du quadriceps) par des exercices spécifiques dans la forme d'arthrose du genou appelée fémoro-patellaire (voir p. 193).

Décontracter les muscles

Par le massage, le kinésithérapeute entretient la souplesse des muscles et induit un effet antidouleur. Les massages réduisent les contractures et corrigent les attitudes vicieuses. Ils apportent, associés dans certains cas à la physiothérapie (lampe chauffante, ultrasons, champs électromagnétiques pulsés, ionisation, courant de basse fréquence...) un réel soulagement, ce qui limite ou évite l'usage des médicaments.

La prescription de massages avec physiothérapie antalgique se justifie dans de nombreuses situations, surtout en période de douleur aiguë.

Le froid est utilisé lorsque l'articulation est « chaude », donc très inflammatoire, c'est-à-dire lors des poussées arthrosiques aiguës. L'utilisation du froid, ou cryothérapie, permet de diminuer la chaleur locale et réduit ainsi l'inflammation et les douleurs. Chez vous, vous pouvez mettre des glaçons dans un sac en plastique enveloppé d'un tissu éponge et appliquer le tout sur l'articulation douloureuse 20 minutes matin et soir.

La chaleur est utilisée en cas de douleurs persistantes, chroniques, lorsque les phénomènes inflammatoires demeurent modérés et qu'un effet décontracturant musculaire est recherché. La simple chaleur de l'eau, de 35 à 38 °C, induit une diminution significative des contractures musculaires : prenez donc régulièrement des bains.

Chaque prise en charge par un kinésithérapeute sera personnalisée, adaptée à la localisation de votre arthrose et à son degré d'évolution. Par ailleurs, certains d'entre eux organisent des séances de gymnastique en groupe, ce qui peut être stimulant.

Exemples d'ordonnance que votre médecin peut être amené à vous prescrire

En cas de coxarthrose

20 séances de rééducation de la hanche (2 à 3 fois par semaine) comprenant :

- Massages décontracturants
- Mobilisations actives indolores
- Musculation contre résistances manuelles
- Lutte contre les attitudes vicieuses

La rééducation doit s'effectuer en décharge ou en piscine chaude (35 à 38 °C)

En cas d'arthrose rachidienne

15 séances comprenant :

- Massages décontracturants
- Physiothérapie antalgique
- Tractions douces axiales
- Tonification des muscles rachidiens et des ceintures (hanche, épaule)
- Apprentissage des mesures « d'économie » de la colonne vertébrale

Le kinésithérapeute a un rôle éducatif : il vous donnera des conseils d'« hygiène » articulaire ; il vous indiquera les gestes à éviter dans la vie quotidienne et encadrera votre rééducation.

Il vous signalera les groupes de muscles à faire travailler et complétera ou explicitera les conseils donnés par votre médecin.

• **Massage** : action de décontraction des muscles, activation de la circulation locale. Amélioration de l'état musculaire et de l'articulation.
• **Mobilisation passive** : mouvement engendré par le kinésithérapeute. Technique permettant une lutte contre l'enraidissement.
• **Mobilisation active aidée** : accompagnement par un effort volontaire musculaire des mouvements. Amélioration de la mobilité articulaire.
• **Tonification des muscles** : contraction par méthode isotonique (mobilisation de l'articulation) ou isométrique (sans déplacement du membre). Renforcement de la musculature.
• **Physiothérapie** : technique faisant appel à des agents thermiques (chaud pour décontracter les muscles – atteinte chronique ; froid pour lutter contre l'inflammation – poussée aiguë) ou des agents ioniques, diverses ondes (ultrasons, radar) et le courant périodique de basse ou moyenne fréquence. But essentiel : effet antidouleur. Action décontracturante, anti-inflammatoire.

Le thermalisme : toujours d'actualité

Le thermalisme est une méthode de soin ancienne, déjà utilisée dans l'Antiquité par les Grecs et les Romains pour lutter contre diverses affections, notamment les rhumatismes. Il s'agit d'une thérapeutique naturelle qui agit de manière plurifactorielle : elle utilise tout à la fois les effets chimiques de l'eau thermale (ses composants minéraux) et ses propriétés physiques (la chaleur) ; le dépaysement est un plus, considéré comme un facteur relaxant vous permettant une bonne écoute des conseils qui vous sont prodigués pour améliorer l'état de vos articulations.

De nombreuses stations proposent aussi des animations qui vont dans le sens de l'apprentissage d'une meilleure hygiène de vie (nutrition, gymnastique...). Les techniques thermales comprennent massages, bains, douches et boues (fangothérapie). Selon divers témoignages et observations, elles permettent une atténuation des atteintes dégénératives articulaires de type arthrosique. Cette méthode s'apparente en fait à une rééducation active, et devrait être plus largement utilisée.

Comment évaluer les bienfaits du thermalisme ?

L'efficacité des cures se traduit par une amélioration générale de la qualité de vie puisque l'on constate une diminution des phénomènes douloureux, une atténuation de l'enraidissement articulaire et une augmentation de l'amplitude des mouvements.

De plus, les patients qui ont bénéficié d'une cure thermale consomment ensuite moins de médicaments. Pour certains seniors, un maintien à domicile a pu se faire grâce au thermalisme quand, handicapés, ils étaient voués à aller en maison de retraite.

Les techniques de soins

Elles font appel aux propriétés spécifiques de l'eau ou des boues de la station telles que leur température ou leur composition physico-chimique. D'autre part, certains soins relèvent de la kinésithérapie classique associée à la composante hydrique : massages sous l'eau, mouvements de rééducation en piscine... Parmi les nombreux types de soins développés dans les stations thermales, citons :

Les bains et les douches

L'eau est employée sous forme de bain ou de douche, avec une mobilisation passive ou active des articulations. Les douches sont parfois dirigées sur une zone précise comme les muscles du cou ou des épaules. La douche dite au jet – l'eau est propulsée à travers deux tuyaux souples – s'exerce au niveau du dos, et la puissance utilisée dépend du type d'atteinte. Elle est déterminée, après examen, par le médecin de cure au début du séjour.

L'eau thermale peut aussi être propulsée rythmiquement en piscine le long du corps, ce qui équivaut à un massage. Il existe également, dans de nombreuses stations, des bains bouillonnants qui assurent des massages mécaniques. La vapeur d'eau peut être utilisée soit de façon généralisée, soit localement, par exemple sous forme d'étuve pour les mains et les pieds. Tous ces soins associés – chaque station ayant ses caractéristiques – permettent un apaisement des douleurs et une décontraction musculaire assez rapides.

Les boues thermales

En bain ou en application sur les articulations, les boues assurent une atténuation des phénomènes douloureux. Vous êtes enveloppé de boue pendant environ 15 minutes. En alternance, un des bras peut être laissé libre pour les personnes qui désirent n'être que partiellement recouvertes. En cas de troubles de la circulation sanguine, par exemple si vous avez des varices, les jambes et les mollets ne doivent pas recevoir de boue, la chaleur favorisant la dilatation des veines. Par leur composition minérale et organique, les boues sont réputées améliorer l'arthrose. Les études destinées à évaluer leur impact direct sont néanmoins encore insuffisantes. Il serait pourtant possible de mesurer l'épaisseur du cartilage articulaire par des méthodes radiographiques et de déterminer son degré de destruction en comparant les résultats avec ceux de personnes qui ne suivent pas de soins thermaux. Il faudrait aussi comptabiliser la diminution des traitements médicamenteux liés à la pratique régulière du thermalisme. Le problème du financement de telles approches se pose, la Sécurité sociale semblant réticente à engager ce type de frais. En fait, les bienfaits des cures thermales ne sont pas encore reconnus à leur juste valeur.

Les sources et les stations

Si l'aspect rééducatif en piscine, sous forme de bain ou de douche, permet une amélioration de l'amplitude des mouvements et une détente musculaire, et ce uniquement par un effet mécanique, la composition physico-chimique des eaux et boues intervient également. On classe schématiquement les stations orientées vers le traitement de l'arthrose en quatre catégories :

• *Les stations sulfurées*. Elles se trouvent surtout dans les Alpes : Aix-les-Bains, Gréoux, Uriage, et dans les Pyrénées : Amélie-les-Bains, Ax-les-Thermes, Luchon, Vernet... Plusieurs de ces stations ont également une action bénéfique sur les voies respiratoires.

• *Les stations chlorurées sodiques*. Parmi celles-ci, citons. Bourbon-Lancy, Bourbon-l'Archambault, Bourbonne-les-Bains.

• *Les stations faiblement minéralisées*. Il s'agit de Chaudes-Aigues, Lamalou-les-Bains, Plombières-les-Bains...

• *Les stations de boue*. On y trouve le plus souvent des eaux sulfatées calciques (Dax, Préchacq-les-Bains, Barbotan-les-Thermes) ou chlorurées sodiques faibles (Balaruc-les-Bains). Les soins de boue y sont privilégiés.

Le choix de la station est dicté par plusieurs critères : le climat, l'altitude, mais aussi les autres orientations thérapeutiques. Des soins complémentaires peuvent en effet être donnés en phlébologie, pour les maladies respiratoires... Selon notre expérience, les stations utilisant les boues suscitent un taux de satisfaction important chez les curistes, mais ce ne sont pas les seules.

En cas de poussée congestive d'origine arthrosique, l'application d'eau chaude n'est pas conseillée ; c'est au contraire le froid qui permet de limiter les phénomènes inflammatoires, et les sollicitations de l'articulation doivent diminuer pendant ces périodes. C'est donc le traitement des atteintes arthrosiques chroniques qui domine dans ces stations thermales. Cependant, au cours d'une cure qui dure 21 jours une poussée inflammatoire peut se produire. Elle sera prise en charge selon des techniques différentes et sous contrôle médical.

> De nombreux témoignages concordent pour montrer que les traitements thermaux permettent de réduire la consommation de médicaments. La cure a aussi un rôle pédagogique : à cette occasion, le patient apprend des mouvements et des exercices adaptés qui faciliteront ensuite l'autoprise en charge.

L'ORGANISATION DE LA CURE

Le médecin traitant ou le rhumatologue prescrit une cure de soins rhumatologiques sur un formulaire Cerfa.

Le choix de la station se fait après discussion sur le type d'eau, la présence ou non de boue, l'altitude, les maladies associées qui pourront y être également traitées.

La prise en charge comprend les soins de cure proprement dits dans le cadre du forfait de cure, soit 72 soins. Trois visites chez le médecin thermal de votre choix sont également prévues et remboursées. La première vise à déterminer la nature des soins qui vous seront appliqués, la deuxième permet de faire un contrôle en milieu de cure, la troisième est une évaluation des bienfaits de la cure. C'est aussi l'occasion pour le médecin thermal d'écrire au médecin prescripteur afin de l'informer des soins qui vous ont été prodigués et de la façon dont vous avez réagi. L'amélioration, souvent immédiate, continue de se faire sentir tout au long de l'année. Il est préconisé de renouveler les cures régulièrement, par exemple tous les ans sur une période d'au moins trois ans.

Les frais de transport ne sont pas pris en charge, sauf par certaines mutuelles, et par la Sécurité sociale dans le cadre d'un accident du travail ou d'une maladie professionnelle.

Les effets indésirables et les contre-indications

Des effets indésirables sont parfois observés.

• On peut assister à une majoration des troubles veineux en cas de varices préexistantes, d'où l'intérêt, dans ce type de situation, de choisir une station traitant du double handicap rhumatologique et veineux.

• La « crise thermale » correspond à une période de fatigue ; elle se produit quelquefois à la fin de la première semaine, et peut même être accompagnée de courbatures. Une simple réorientation des soins et des périodes de repos plus régulières permettent sa disparition rapide.

• Le risque infectieux (légionelles, salmonelles...) existe, mais des contrôles rigoureux imposent la fermeture de la station dès que les normes sanitaires ne sont plus respectées. Les accidents infectieux restent de ce fait très rares. La présence de la bactérie *legionella* dans l'eau ne signifie d'ailleurs pas qu'il y a un risque d'apparition de la légionellose. Cette maladie se manifeste par de la fièvre et une pneumonie, heureusement sensibles à certains antibiotiques comme les macrolides. Le mode de transmission identifié est l'inhalation de microparticules contenant des bactéries. Aucun cas de légionellose n'a été identifié par ingestion d'eau ni par transmission interhumaine. En revanche, la transmission peut se faire par les aérosols. Quoi qu'il en soit, les pouvoirs publics, par le biais de la DDASS, imposent la fermeture de la station en cas de découverte d'une seule légionnelle dans l'eau !

Les contre-indications de la cure sont peu fréquentes. Il s'agit d'insuffisances cardiaques, respiratoires, d'insuffisances hépatiques graves liées à un dysfonctionnement du foie ou de maladies de peau (dermatoses) contagieuses. Le thermalisme est également déconseillé aux personnes présentant des troubles avérés de l'immunité secondairement à des chimiothérapies ou à des greffes associées à un traitement par cyclosporine.

Les cures thermales apportent des bienfaits réels, selon notre expérience, aux personnes atteintes d'arthrose. Des dizaines de milliers de curistes fréquentent les stations thermales. Pourquoi pas vous ?

Parmi les principales stations qui reçoivent le plus de curistes en rhumatologie, citons, par ordre alphabétique : Aix-les-Bains, Amélie-les-Bains, Balaruc-les-Bains, Dax et Luchon.

Liste des stations agréées et conventionnées orientées vers le traitement des affections rhumatologiques

Aix-en-Provence (Bouches-du-Rhône)
Aix-les-Bains (Savoie)
Allevard (Isère)
Amélie-les-Bains (Pyrénées-Orientales)
Amnéville (Moselle)
Aurensan (Gers)
Ax-les-Thermes (Ariège)
Bagnères-de-Bigorre (Hautes-Pyrénées)
Bagnoles-de-l'Orne (Orne)
Bagnols-les-Bains (Lozère)
Bains-les-Bains (Vosges)
Balaruc-les-Bains (Hérault)
Barbotan-les-Thermes (Gers)
Barèges-Sers (Hautes-Pyrénées)
Beaucens (Hautes-Pyrénées)
Berthemont-les-Bains (Alpes-Maritimes)
Bourbon-l'Archambault (Allier)
Bourbon-Lancy (Saône-et-Loire)
Bourbonne-les-Bains (Haute-Marne)
Brides-les-Bains/Salins-les-Thermes (Savoie)

Cambo-les-Bains (Pyrénées-Atlantiques)
Camoin-les-Bains (Bouches-du-Rhône)
Capvern-les-Bains (Hautes-Pyrénées)
Cauterets (Hautes-Pyrénées)
Charbonnières-les-Bains (Rhône)
Châteauneuf-les-Bains (Puy-de-Dôme)
Chaudes-Aigues (Cantal)
Cilaos (Réunion)
Cransac (Aveyron)
Dax (Landes)
Digne (Alpes-de-Haute-Provence)
Eaux-Bonnes (Pyrénées-Atlantiques)
Eaux-Chaudes (Pyrénées-Atlantiques)
Eugénie-les-Bains (Landes)
Évaux-les-Bains (Creuse)
Évian-les-Bains (Haute-Savoie)
Gréoux-les-Bains (Alpes-de-Haute-Provence)
Guagno-les-Bains (Corse-du-Sud)
Isolaccio-di-Fiumorbo-Pietrapola (Haute-Corse)
Jonzac (Charente-Maritime)
Lamalou-les-Bains (Hérault)
La Léchère (Savoie)
Lons-le-Saulnier (Jura)
Luchon (Haute-Garonne)
Maizières (Côte-d'Or)
Le Mont-Dore (Puy-de-Dôme)
Morsbronn-les-Bains (Bas-Rhin)
Néris-les-Bains (Allier)
Neyrac-les-Bains (Ardèche)
Niederbronn-les-Bains (Bas-Rhin)
Pechelbronn (Bas-Rhin)
Plombières-les-Bains (Vosges)
Préchacq-les-Bains (Landes)
Rennes-les-Bains (Aude)
Rochefort-sur-Mer (Charente-Maritime)
Royat (Puy-de-Dôme)
Saint-Amand-les-Eaux (Nord)
Saint-Claude-Matoubapaye (Guadeloupe)
Saint-Honoré-les-Bains (Nièvre)
Saint-Lary-Soulan (Hautes-Pyrénées)
Saint-Laurent-les-Bains (Ardèche)
Saint-Paul-lès-Dax (Landes)
Salies-de-Béarn (Pyrénées-Atlantiques)
Salies-du-Salat (Haute-Garonne)
Salins-les-Bains (Jura)
Santenay (Côte-d'Or)
Saubusse (Landes)
Tercis-les-Bains (Landes)
Thonon-les-Bains (Haute-Savoie)
Uriage-les-Bains (Isère)
Vernet-les-Bains (Pyrénées-Orientales)
Vichy (Allier)
Vittel (Vosges)

Voici quelques détails pratiques à retenir :

• La demande de cure est faite par le médecin, qui indique la station et s'assure de l'absence de contre-indication.

• Le futur curiste prend contact avec le secrétariat de la station et organise son hébergement ainsi que son voyage.

• Il prend rendez-vous avec un médecin thermal pour une visite initiale au cours de laquelle seront prescrits les soins appropriés. Une adaptation en cours de cure est parfois nécessaire, dans le cadre du forfait de prise en charge. La cure dure obligatoirement trois semaines.

5

L'HYGIÈNE DE VIE. NUTRITION, ACTIVITÉ PHYSIQUE, SANTÉ PSYCHIQUE

L'hygiène de vie joue un rôle essentiel dans le devenir de votre arthrose. Si vous vous alimentez bien, vos cartilages et vos os seront bien nourris ; si vous êtes en surpoids, la charge sur les articulations de vos membres inférieurs créera une hyperpression destructrice. Par ailleurs, si vous n'avez pas une activité physique régulière, vous risquez de vous ankyloser et de réduire votre sécrétion d'endorphine cérébrale, dont nous avons vu l'intérêt. Votre santé dépend aussi de votre forme psychique. Nous vous proposons, à la fin de ce chapitre, quelques exercices de relaxation et de détente.

Une alimentation adaptée en cas d'arthrose

Si vous êtes de plus en plus nombreux à avoir conscience que l'alimentation joue un rôle essentiel dans l'apparition ou la prévention de nombreuses maladies, vous ne savez pas toujours comment orienter vos choix. Il faut souligner que de nombreux messages, parfois contradictoires, altèrent la lisibilité de ce que devrait être une alimentation équilibrée. Certes, aucun régime miraculeux ne peut vous débarrasser de vos rhumatismes arthrosiques, mais des règles sont à suivre et certains aliments à favoriser ; il faut aussi réduire la consommation de certains types de produits. L'ensemble des mesures que nous allons développer vous permettra de limiter l'impact et parfois l'évolution de votre arthrose.

Du contrôle du poids au bon équilibre alimentaire

Si l'équilibre nutritionnel est indispensable à une bonne santé, nombreuses sont les personnes qui interprètent cette assertion de bon sens à leur manière, ce qui les autorise à conserver de mauvaises habitudes alimentaires. Le but de ce chapitre est de vous donner des conseils clairs, pédagogiques, précis, et suffisamment simples pour que vous puissiez les associer à vos coutumes régionales et à vos goûts.

Le propos n'est donc pas de vous imposer un « régime » standard. Il n'en demeure pas moins que vous devez viser un triple objectif :

- assurer à votre organisme un apport optimal en différents nutriments et micronutriments indispensables ; pour cela, il faut diversifier votre alimentation, c'est-à-dire consommer régulièrement des aliments appartenant aux différents groupes ;
- contrôler votre poids en respectant 5 grandes règles ;
- tenir compte des spécificités alimentaires protectrices pour limiter l'impact de votre arthrose.

Si contrôler son poids est nécessaire, insistons sur le fait que cela doit se faire de façon harmonieuse, et non pas en excluant totalement certains groupes d'aliments. Certaines personnes, en voulant réduire leur poids de façon trop importante, s'imposent des restrictions alimentaires excessives – qui sont en fait source de méforme et, à terme, de reprise pondérale. C'est l'installation du fameux Yo-Yo, alternance de perte de poids et de reprise, qui a pour effet de désynchroniser l'organisme. Tous les aliments sont utiles, même les graisses (lipides) : certaines vitamines, les A, D, E et K, ne peuvent être absorbées au niveau intestinal que grâce à la présence de corps gras, qui doivent être présents en faible quantité. Les lipides ne sont donc pas à exclure de votre ration, mais il est nécessaire de bien les choisir. Cinq grandes règles sont à respecter pour contrôler votre poids :

Assurer la régularité des repas

Ne jamais sauter de repas et supprimer le grignotage : c'est la base d'un comportement alimentaire rationnel. Il est tout à fait essentiel de bien respecter le rythme des trois repas quotidiens et de se nourrir de façon à peu près homogène d'un jour à l'autre. En effet, toute irrégularité importante modifie les différentes sécrétions nécessaires à la digestion et perturbe le couple faim/satiété. Tout repas sauté entraîne une modification du métabolisme et a, sur le poids, un effet inverse de celui recherché : le corps réagit comme si une période de disette s'annonçait, et met en réserve une partie importante des calories ingérées. L'horloge interne anticipe une aggravation possible de la situation et donne en fait le signal du stockage ! Toute déstructuration du rythme alimentaire est donc une cause de surpoids.

Favoriser les apports en glucides (sucres) à faible index glycémique

Le choix des aliments doit s'orienter vers ceux qui présentent un faible index glycémique, c'est-à-dire dont l'absorption par votre organisme se fait plus lentement.

Index glycémique (IG) d'aliments courants

• Glucose • Miel • Soda • Barre chocolatée • Confiserie fantaisie • Pain blanc • Céréales raffinées sucrées (corn flakes) • Biscuits, pâtisseries, viennoiseries	IG < 70
• Riz blanc • « Sucre » ou saccharose • Fruits secs • Pommes de terre cuites dans leur peau (en purée IG < 70) • Betterave • Banane, ananas • Pâtes cuites • Pain complet ou pain au son • Riz complet • Semoule • Pain de seigle complet	40 < IG < 70
• Laitages • Carottes crues (cuites IG < 70) • Lentilles • Haricots secs • Pois chiches • Fruits frais (riches en fructose) • Soja • Légumes verts • Champignons	IG < 40

Les aliments à privilégier sont les légumineuses, les céréales et les fruits frais. Nous entendons par « légumineuses » tous les légumes secs, c'est-à-dire les graines comme les lentilles, les haricots blancs, les fèves, les poids chiches, les petits pois... Les dérivés de céréales tels que le riz et les pâtes doivent plutôt être consommés « complets ». Ces produits apportent, outre des hydrates de carbone, des protéines, des vitamines du groupe B (sauf la vitamine B12), des minéraux et oligoéléments comme le calcium, le potassium, le magnésium, et des fibres végétales. Selon différentes enquêtes, celles-ci sont insuffisamment consommées en France : 19 grammes par jour au lieu de 40 grammes.

Exemple d'un apport idéal en fibres (40 g pour 24 heures)

80 g de pain complet	6,8 g	dans la journée
20 g de fruits secs	2,5 g	matin
200 g de féculents, riz complet, lentilles (4 c. à soupe)	18,2 g	midi
150 g de légumes cuits	5 g	midi ou soir
3 fruits	6 g	dans la journée
100 g salade	1,5 g	soir

Les produits à fort index glycémique (confiseries, pâtisseries...) peuvent être pris à la fin du repas de midi en quantité raisonnable si celui-ci a été suffisamment abondant en fibres végétales (en enserrant les sucres, elles limitent leur absorption).

Les produits sucrés seront évités en dehors des repas pour ne pas favoriser une hausse trop importante du sucre dans le sang (glycémie). La sécrétion réactionnelle d'insuline par le pancréas est à l'origine de bien des déséquilibres métaboliques. Le soir, toute augmentation de cette sécrétion d'insuline freine la fonte des graisses qui a lieu en partie la nuit. Il faut donc éviter la prise de sucré au dîner ou après celui-ci, en dehors des fruits et laitages.

Réduire la consommation de certains corps gras

Tous les lipides représentent un apport énergétique important, puisqu'un gramme fournit 9 kilocalories alors que les glucides et les protides ne fournissent pour un gramme que 4 kilocalories. Mais les lipides n'ont pas tous le même intérêt nutritionnel. Il est admis que les graisses dites saturées ont des effets délétères sur l'organisme lorsqu'elles sont consommées en excès. Ce sont essentiellement des graisses animales (beurre, viande entrelardée, fromage gras), mais aussi, ce qui est moins connu, certains lipides d'origine végétale (acide palmitique et de coprah présents dans de nombreuses pâtisseries, ou ajoutés aux plats cuisinés prêts à consommer pour les rendre onctueux). Les graisses saturées favorisent le surpoids et la formation de plaques d'athérome sur les vaisseaux sanguins. En revanche, les lipides dits mono-insaturés et poly-insaturés ont des effets bénéfiques sur la santé : ils diminuent le taux des triglycérides sanguins et fluidifient le sang (action antiagrégante). La plupart de ces « bons » lipides se trouvent dans certaines huiles végétales comme l'huile d'olive pour les mono-insaturés, l'huile de tournesol, de soja, de colza, de noix mais aussi dans la chair des poissons dits « gras » (sardine, maquereau, saumon...) pour les poly-insaturés. Les huiles végétales sont également riches en vitamine E, qui est un antioxydant dont il ne faut pas manquer en cas d'arthrose – nous y reviendrons. Ainsi, la consommation de certains corps gras doit être encouragée, mais elle doit être sans excès compte tenu de leur charge calorique.

En ce qui concerne le mode de cuisson, il serait dommage que, après avoir choisi convenablement vos aliments, vous réduisiez leurs bienfaits en ajoutant du gras. Choisissez plutôt la cuisson à la vapeur, qui permet de faire une cuisine goûteuse en évitant cet écueil.

Assurer un apport en protéines pour les os et les muscles

Un bon statut protéique est indispensable au maintien de la structure du squelette, mais aussi aux différents tissus de l'organisme, notamment les muscles, ainsi qu'à la fabrication des anticorps nécessaires à une bonne immunité. La quantité de protéines idéale doit représenter environ 15 % des apports énergétiques totaux quotidiens. Les protéines doivent être pour moitié d'origine animale (poisson, viande, laitage, œuf) et pour moitié d'origine végétale (essentiellement légumes secs et céréales). Certaines personnes, croyant bien faire, cessent de manger de la viande et des produits d'origine animale. C'est une erreur. Les protéines animales sont de bonne qualité biologique, c'est-à-dire qu'elles contiennent tous les acides aminés nécessaires à l'organisme, les acides aminés étant l'unité de base de la constitution des protéines. Les protéines d'origine végétale sont moins complètes : les céréales sont dépourvues d'un acide aminé, la lysine, et les légumineuses sont pauvres en acides aminés soufrés.

L'apport en protéines d'origine animale est nécessaire le matin et le soir ; en effet, c'est la nuit qu'ont lieu toutes les réparations dont l'organisme a besoin. Comme celui-ci ne stocke pas à proprement parler les protéines, en cas de déficit d'apport ou de majoration des besoins, ce sont les muscles et les viscères qui vont les fournir. Le matin, les protéines alimentaires combleront les pertes nocturnes.

Consommer suffisamment de fruits et de légumes frais

S'ils apportent peu de calories, environ 50 kilocalories pour 100 grammes, les fruits et légumes ont surtout l'avantage de fournir à l'organisme des vitamines et des minéraux. Il faut consommer au moins 3 fruits frais par jour et environ 100 grammes de crudités. Choisissez-les de préférence de saison et issus de l'agriculture biologique. C'est à maturité que leur richesse en micronutriments et leur saveur s'expriment le mieux. Ils apportent les vitamines non synthétisables (C, bêta-carotène...) dont l'organisme a besoin pour assurer l'entretien de tous les tissus, en particulier les cartilages. Une place particulière doit être faite aux salades (laitue, scarole...) pour leur richesse en vitamines, notamment en vitamine B9, dont le rôle dans la protection des vaisseaux sanguins est essentiel.

On insiste également beaucoup, actuellement, sur l'importance de l'équilibre de la flore intestinale, gage d'une immunité efficace et d'une bonne santé. Les prébiotiques et probiotiques ont un rôle à jouer dans la recherche de cet équilibre. Les probiotiques sont des micro-organismes, comme ceux contenus dans les yaourts et les autres produits laitiers fermentés. Les prébiotiques apportent des substrats nutritifs aux bactéries du côlon (celles qui ont un rôle bénéfique pour l'organisme), et permettent leur développement. Les principaux prébiotiques sont les fibres solubles des fruits (pectine) et des légumes frais, d'où l'intérêt d'en consommer chaque jour.

Un autre intérêt des fruits et des légumes frais est leur apport hydrique, puisqu'un fruit contient environ 90 % d'eau. Ainsi, chez les seniors qui ont tendance à moins boire puisque la sensation de soif s'émousse avec l'âge, consommer des fruits et des légumes est indispensable. Les besoins en eau des seniors restent les mêmes que pour les adultes jeunes et il est nécessaire de boire, même sans soif, un litre d'eau par jour ou plus, en fonction de la température.

En cas de surpoids, apprenez à contrôler votre appétit. La vraie faim correspond à un besoin biologique : il faut se nourrir pour avoir de l'énergie. Dans nos sociétés occidentales, pourtant, on peut être amené à se nourrir sans faim, l'appétit pouvant être stimulé sans besoin physiologique. Certaines règles permettent de mieux gérer cet aspect du comportement alimentaire qui favorise le surpoids.

• Ne faites vos courses que le ventre plein, afin de limiter l'achat de certains produits, notamment les barres chocolatées, les pâtisseries...

• Planifiez les apports alimentaires à la journée, ou mieux à la semaine. Si un imprévu survient, il faut apprendre à le gérer : un

repas un peu plus abondant sera suivi d'une diminution des quantités pour les suivants – mais surtout ne sautez pas de repas !
• Ayez une activité physique régulière ; elle favorisera l'équilibre physiologique de votre organisme.
• Prenez vos repas dans le calme et n'oubliez pas de bien mâcher. Une mastication insuffisante est une source non négligeable de prise de poids.
• Habituez-vous psychologiquement à ne pas manger plus que de raison, sans pour autant vous imposer de restrictions alimentaires importantes. Il faut savoir que la sensation de satiété est d'ordre essentiellement psychologique. En effet, les aliments ingérés ne peuvent pas calmer immédiatement la faim, puisque la digestion dure plusieurs heures. C'est donc l'« impression » d'avoir absorbé suffisamment d'aliments qui est déterminante. En vous y préparant, il est tout à fait possible d'adapter puis de contrôler votre comportement. Pensez par exemple à consommer certains produits alimentaires qui vous permettront de « tenir » jusqu'au repas suivant. La satiété (période de non-faim) peut être apportée le midi par 150 à 200 grammes de féculents, soit l'équivalent de 3 à 4 cuillères à soupe de riz cuit complet. Cela vous évitera les grignotages intempestifs de l'après-midi, qui sont une source fréquente de prise pondérale.

Ces quelques règles simples, faciles à mettre en pratique, vous aideront à réduire votre surcharge pondérale.

LES SPÉCIFICITÉS DE L'ALIMENTATION EN CAS D'ARTHROSE ET D'OSTÉOPOROSE

Le rôle des antioxydants

Même s'il n'existe pas actuellement de preuve formelle de leur efficacité au niveau du cartilage, il semble que les antioxydants freinent sa dégénérescence. Les vitamines antioxydantes sont les vitamines E, C et le bêta-carotène, ainsi que les minéraux et oligoéléments tels que le sélénium, le zinc et le manganèse. Elles aident à lutter contre tous les processus de vieillissement de l'organisme.

Vitamines antioxydantes

	Rôles principaux	Sources essentielles
Provitamine A (bêta-carotène)	• Antioxydants	• Fruits colorés (melons, abricots, pêches, oranges...) • Légumes colorés (carottes, tomates...) • Légumes verts (épinards, persil...)
Vitamine C (acide ascorbique)	• Antioxydant • Synthèse du collagène • Amélioration de l'absorption du fer • Immunité • Diminution de la sensibilité aux allergies	• Fruits rouges (cassis, fraises, groseilles) • Agrumes (orange, citron, pamplemousse...) • Kiwis, fruits exotiques • Légumes (choux-fleurs, choux...) • Légumes verts, persil...
Vitamine E (tocophérol)	• Antioxydant : protection des membranes cellulaires	• Huiles végétales (tournesol, olive, soja, colza, arachide, maïs)

Minéraux et oligoéléments antioxydants

	Rôles principaux	Sources
Sélénium	• Antioxydant (favorise l'action de la vitamine E)	• Poissons, viandes • Lait • Céréales complètes (la concentration varie en fonction de la teneur des sols)
Zinc	• Métabolisme des différents nutriments et des acides nucléiques	• Produits de la mer (surtout huîtres) • Viandes (volaille, porc) • Céréales complètes

L'essentiel de la couverture des besoins en micronutriments est assuré par la consommation de 3 fruits frais, d'une assiette de crudités ou de salade et d'1 cuillère à soupe d'huile végétale (olive, colza, noix...) par jour.

Le rôle des micronutriments antioxydants consiste à lutter contre la surproduction de radicaux libres, dont les effets sont destructeurs lorsqu'ils sont trop nombreux. Si l'organisme a son propre système de protection (enzymes de type glutathion-peroxydase, superoxyde dismutase, catalase), celui-ci peut être renforcé par une alimentation riche en antioxydants. D'autres substances présentes dans les végétaux, les flavonoïdes, ont aussi un rôle protecteur. On les trouve principalement dans les oignons, les agrumes, les fruits à noyau (cerise, prune...) et le thé vert.

L'intérêt d'une supplémentation médicamenteuse en micronutriments est l'objet de nombreuses discussions. Le consensus semble se faire pour qu'elle soit réservée aux personnes à risques qui ont une alimentation inadaptée ou en cours de rééquilibration.

Les omega 3 : indispensables

Les acides gras poly-insaturés de type omega 3 se trouvent dans les poissons gras (sardines, thon, maquereaux, saumon) mais aussi dans les huiles végétales de type colza, noix et soja. Ils ont la vertu de bloquer ou, du moins, de freiner la chaîne de réactions aboutissant aux processus inflammatoires, à l'inverse des lipides saturés (graisses animales, huile de coprah et de palme). Les observations faites chez les Esquimaux et les Japonais, grands consommateurs de poisson, plaident pour sa consommation puisqu'ils développent moins que d'autres des manifestations arthrosiques. Ainsi, on peut manger régulièrement, trois ou quatre fois par semaine, de ces poissons gras (100 grammes apportent environ 250 kilocalories), et prendre tous les jours un peu d'huile végétale comme l'huile de noix ou de colza associées à l'huile d'olive à parts égales (1 cuillère à soupe par jour).

Sur le plan culinaire, les acides gras omega 3 étant sensibles à la chaleur, il ne faut pas les porter à de hautes températures, et éviter les fritures. Il convient de cuire modérément les poissons et de privilégier la cuisson à la vapeur. D'autres préparations sont possibles, comme les soufflés de poisson, les marinades... Ce sont des plats de gourmets, excellents pour votre santé !

Les acides gras omega 3 ont de nombreuses autres vertus : ils protègent le cœur et les vaisseaux, jouent un rôle d'antidépresseurs et réduisent le taux sanguin de lipides (triglycérides).

L'importance des vitamines du groupe B

On insiste de plus en plus sur le rôle essentiel de ces vitamines, dont l'intérêt a été trop souvent négligé. Il semblerait qu'une carence en vitamines du groupe B accroisse les douleurs, notamment articulaires, sans qu'on sache encore exactement pourquoi.

Les vitamines du groupe B, surtout B1, B2 et B6, agissent aussi sur le comportement, et il n'est pas rare que certaines personnes agitées ou anxieuses soient tout simplement carencées ou subcarencées en ces vitamines. La réponse doit consister à bien réorienter l'alimentation avant de se tourner vers des calmants.

L'acide folique (vitamine B9) et les vitamines B6 et B12 permettent une bonne vascularisation des différents organes et des os. En cas de déficit d'apport en ces vitamines, la formation de plaques d'athérome qui bouchent les artères est favorisée, ce qui limite l'irrigation des tissus comme la synovie et l'os. Ce sont ainsi les sources nourricières du cartilage qui se réduisent, et l'altération de ce dernier ne peut en être que majorée.

La plupart de ces vitamines B (sauf la B12) se trouvent dans les légumineuses, qui apportent en plus des fibres végétales et des protéines. C'est pourquoi, idéalement, il faudrait consommer 200 grammes par jour de légumes secs et de céréales complètes. La vitamine B2 est également nécessaire, mais les besoins sont faibles ; elle ne doit pourtant pas manquer dans la ration alimentaire. Elle se trouve dans les produits animaux, ainsi qu'à l'état de traces dans certaines algues. Un grand nombre de vitamines du groupe B sont en forte concentration dans les abats d'animaux, par exemple le foie, mais l'appétence est souvent peu prononcée pour ce type de produit alimentaire.

Ne pas manquer de vitamine C et de sélénium

Il semble que des apports insuffisants en vitamine C puissent être fort préjudiciables pour le cartilage. Certaines autres carences ont des conséquences bien identifiées : la maladie de Kashin-Beck, présente dans le nord-est de la Chine et en Corée du Nord, se manifeste par une forme d'arthrose rapidement évolutive. Celle-ci est liée à une carence sévère en sélénium.

Pour savoir où trouver vitamine C et sélénium, reportez-vous au tableau p. 146.

Bilan nutritionnel : votre autoévaluation

Les carences en éléments essentiels – vitamines, minéraux, oligoéléments ou acides gras essentiels (appelés ainsi car non synthétisés par l'organisme) – apparaissent avant tout lorsque l'alimentation n'est pas suffisamment diversifiée. Mais comment déterminer si tel est votre cas ? Une prise de sang donne des résultats souvent difficiles à analyser et, idéalement, il faudrait doser les éléments dans chaque tissu, ce qui est impossible. Un moyen simple, et qui ne grèvera pas le budget de la Sécurité sociale, est de mener une autoenquête nutritionnelle telle que celle que nous proposons ci-après.

Cochez les cases en fonction de vos habitudes actuelles et établissez votre score. Chaque case cochée correspond à 1 point.

Enquête alimentaire simplifiée*

Évaluation personnalisée			Risque de déficits en cas de consommation insuffisante (majorés pour ceux en gras)		
Aliments	**Fréquence**	oui	**Vitamines**	**Minéraux Oligo-éléments**	**Acides gras essentiels**
Viande (portion environ 130 g)	3 fois/ semaine	☐	Vit. du groupe B dont **B12**	**Fer**, sélénium, **zinc**	
Poisson (portion environ 130 g) Saumon, sardine, maquereau, thon, hareng et autres produits de la mer (occasionnellement)	2 fois/ semaine	☐	Vit. A, vit. du groupe B dont **B12**, vit. D	Cuivre, fer, **iode, sélénium, zinc** (huître)	Acides gras **omega 3** (sardine, maquereau, saumon, thon...)
Œuf (portion : 1 œuf, 45 à 60 g)	3 fois/ semaine	☐	**Vit. A**, vit. du groupe B dont **B2, Vit. D**, vit. E	Fer, phosphore, soufre	
Produits laitiers Yaourt (1), lait (100 ml), fromage blanc (2 c. à soupe), fromages (30 g) : brie, camembert, gruyère, comté, cantal, munster, bleu...	2 fois/jour	☐	Vit. A. vit. du groupe B dont **B9** (fromages affinés)	**Calcium**, cuivre, magnésium, sélénium, soufre	
Féculents et assimilés Riz, lentilles, petits pois, haricots blancs, pommes de terre, pois chiches (portion 150-200 g, 3 à 4 c. à soupe produits cuits)	1 fois/jour	☐	Vit. du groupe B dont **B1, B2, B6, B9**, vit. E	**Cuivre** (légumes secs), **fer, magnésium, potassium, zinc, sélénium** (céréales)	

* Tient compte des risques de déficits d'apports et des excès.

Évaluation personnalisée			**Risque de déficits en cas de consommation insuffisante** (majorés pour ceux en gras)		
Fruits et légumes crus (4 portions : 2 fruits frais, crudités, salade)	4 portions/jour	☐	**Vit. C**, bêta-carotène (fruits et légumes rouge-orangé), vit. **B1, B2, B5, B9** (légumes verts à feuilles)	**Calcium,** cuivre, fer, magnésium, manganèse	
Huiles végétales d'assaisonnement (2 à 3 c. à café)	1 fois/jour	☐	**Vit. E** (augmentation du risque pour les produits raffinés)		**Acides gras omega 3** (huile colza, noix, soja), **acides gras mono-insaturés** (huile d'olive)
Pain (céréales)	40 g à 100 g/jour (2 tranches de pain)	☐	Vit. du groupe B dont **B1, B2, B6, B9**, vit. E	**Cuivre** (légumes secs), fer, magnésium, potassium, zinc, sélénium (céréales)	
Produits sucrés	1 fois/jour	☐	Vit. **B1**, vit. C	Déficit multiminéral	
Produits alcoolisés (au-delà de 2 verres de vin/jour, effets négatifs possibles)	moins de 2 verres/jour	☐	Multipoly-vitamines	Déficit multiminéral	

Votre score

Entre 10 et 8	Contexte satisfaisant.
Entre 7 et 5	Situation à risque nécessitant une réorientation alimentaire, parlez-en à votre médecin.
Inférieur à 5	Une réorganisation de la consommation alimentaire est indispensable ; votre médecin vous donnera les conseils nécessaires ou vous orientera vers un médecin nutritionniste.

Pour compléter votre autoévaluation, nous vous proposons maintenant un tableau où la colonne de droite indique les risques éventuels de carences en vitamines, minéraux et oligo-éléments en fonction de votre situation de vie.

Votre situation personnelle et vos besoins en micronutriments

Contexte personnel et situation de vie	Oui	Besoins accrus en
Maladies cardiaques et vasculaires	☐	Vit. B6, B9, B12, caroténoïdes, vit. C, vit. E, sélénium, cuivre
Diabète type II	☐	Vit. C, vit. E, caroténoïdes, sélénium, magnésium
Allergie alimentaire (exclusion de plusieurs aliments)	☐	Multivitamines, multiminéraux
Perte de mémoire ; importantes difficultés à se concentrer	☐	Vit. du groupe B, vit. C, vit. E, caroténoïdes, sélénium, magnésium
Troubles digestifs	☐	Polyvitamines et polyminéraux
Défenses immunitaires fortement sollicitées (bronchite chronique...)	☐	Vit. C, vit. E, caroténoïdes, vit. B6, vit. B9, sélénium, zinc, manganèse, cuivre
Période d'amaigrissement	☐	Multivitamines et multiminéraux
Prises médicamenteuses multiples pour pathologie chronique (corticoïdes, neuroleptiques, antiépileptiques, diurétiques, laxatifs, cholestyramine...)	☐	Polyvitamines et polyminéraux
Tabagisme actif (ou passif)	☐	Vit. C, vit. E, caroténoïdes, sélénium

Contexte personnel et situation de vie	**Oui**	**Besoins accrus en**
Diversification alimentaire insuffisante (consommation en fruits et légumes frais occasionnelle et inférieure à 2 fois par jour)	☐	Multivitamines et multiminéraux
Anxiété et stress	☐	Vit. B6, magnésium
Fatigue due à des troubles du sommeil	☐	Vit. B6, B9, B12, magnésium

Votre score

Score entre 1 et 3	Veillez à une diversification alimentaire suffisante.
Score entre 3 et 6	Une orientation spécifique de votre alimentation est nécessaire, parlez-en à votre médecin.
Score supérieur à 6	L'orientation nutritionnelle à mettre en place peut être complétée par une supplémentation en vitamines, minéraux et oligoéléments pendant quelque temps.

ALIMENTATION ET OSTÉOPOROSE

L'ostéoporose, qui est due à une déminéralisation, se révèle essentiellement à la ménopause chez les femmes (ostéoporose postménopausique), et chez les hommes et les femmes de plus de 75 ans (ostéoporose dite « sénile »). Elle peut être, en partie, prévenue par l'alimentation. Si son origine est pluri-factorielle, liée à des facteurs génétiques et environnementaux comme la sédentarité, il n'en demeure pas moins qu'un bon statut en calcium, dès le plus jeune âge, peut freiner le processus. Il existe des relations complexes entre ostéoporose et arthrose, mais une alimentation bien orientée, compatible avec celle préconisée pour l'arthrose, peut prévenir et limiter son impact lorsqu'elle s'installe.

Avoir des apports suffisants en calcium et vitamine D

L'apport quotidien idéal en calcium est d'environ 1 200 milligrammes. La source principale se trouve dans les laitages, soit sous forme de lait lorsqu'il est bien digéré, soit sous forme de yaourt ou de fromage blanc (attention aux fromages gras).

D'une manière générale, et plus particulièrement pour ceux qui ne tolèrent pas ces produits, l'alimentation doit être orientée vers des fruits et des légumes riches en calcium ; il s'agit essentiellement des légumes secs. Certaines eaux minérales sont également riches en calcium (Contrexéville, Vittel, Badoit...) ; leur consommation doit être favorisée, même si leur calcium est moins bien assimilé que celui qu'apportent les laitages.

La vitamine D, quant à elle, est synthétisée dans l'organisme grâce aux rayons du soleil et est apportée par des produits alimentaires tels que les œufs et les poissons gras. Les produits laitiers contiennent également de la vitamine D lorsqu'ils ne sont pas totalement écrémés.

Limiter les pertes calciques des os

Cet aspect est plus méconnu et pourtant essentiel : l'alimentation doit être pauvre en sel, riche en potassium et en vitamine K, et elle doit être alcaline pour éviter l'« acidose ». Cette approche permet une meilleure solidité osseuse.

• Le sel, ou chlorure de sodium, est le grand ennemi des os. En effet, toute surconsommation entraîne une fuite urinaire de calcium. Or la consommation quotidienne de sel est beaucoup trop élevée en France. Elle devrait être de 5 à 6 grammes par jour et est, dans la réalité, proche de 15 grammes et, dans 25 % des cas, supérieure à 20 grammes. Dans la mesure où il est impossible de peser le sel que vous allez ingérer au cours de la journée, quelques conseils simples peuvent vous permettre de limiter votre consommation :

– ne mettez jamais de salière sur la table et, pour donner du goût, ajoutez du poivre, de la coriandre moulue ou d'autres épices sur les aliments qui vous paraissent fades ;

– réduisez, dans les préparations culinaires, la proportion de sel et remplacez-la par des aromates tels que le laurier, l'origan... Il ne s'agit pas de supprimer totalement le sel car certains produits comme les pâtes, sans un peu de sel lors de la cuisson, sont vraiment insipides. Pour de nombreuses personnes, il est en fait préférable de maintenir une alimentation variée, même légèrement salée, plutôt que de provoquer une inappétence qui pourrait être source d'anorexie et de déséquilibres nutritionnels particulièrement graves ;

– évitez la consommation de plats prêts à consommer. Ils sont souvent salés et gras. De nombreuses boissons censées désaltérer, par exemple certains sodas, contiennent également du sel. La lecture des étiquettes est recommandée !

• Le potassium alimentaire réduit l'excrétion urinaire de calcium. Les légumes et les fruits, frais mais surtout secs, en contiennent une forte concentration. Le magnésium se trouve dans ces mêmes types d'aliments, mais aussi dans les céréales complètes et des eaux telles que Vittel, Hépar, Badoit, Vichy... Il agit de concert avec le potassium sur le maintien de la masse osseuse. Une raison de plus pour prendre des légumineuses tous les jours, car elles sont également riches en calcium, des fruits (3 par jour) et une portion de légumes frais. Et que diriez-vous, au petit déjeuner, de quelques fruits secs : 2 ou 3 abricots ou pruneaux, quelques raisins de Corinthe... ?

• La vitamine K, dont on parle généralement assez peu, est impliquée dans des processus métaboliques qui renforcent la solidité de l'os. On la trouve dans les choux de toutes sortes, les brocolis, les épinards, le persil et la laitue. Il est important de ne pas manquer de cette vitamine, qui existe sous différentes formes. Vous devriez donc consommer très régulièrement ces végétaux, plusieurs fois par semaine.

• L'« acidose » est également responsable d'une fuite du calcium osseux. Elle est provoquée par une alimentation trop riche, surtout en viande. Si nous avons défendu l'intérêt d'un apport en viande – source de protéines de bonne valeur biologique, de fer et de vitamine B12 – et du poisson, l'abus provoque une tendance à l'acidose métabolique. Il n'est pas nécessaire de consommer de la viande tous les jours ; 100 ou 150 grammes 3 fois par semaine peuvent suffire si vous prenez quotidiennement des produits laitiers.

L'ostéoporose est une maladie de civilisation puisque nos ancêtres, qui vivaient parfois fort vieux, pouvaient souffrir d'arthrose mais non d'ostéoporose, comme a pu le montrer l'analyse de divers ossements.

POURQUOI VOUS DEVEZ ÊTRE VIGILANT

L'aliment fournisseur d'énergie

L'alimentation est le seul moyen de fournir au corps de l'énergie. Elle assure ce que l'on appelle le métabolisme de base (battements cardiaques, respiration, maintien de la température corporelle, digestion...) et permet de mener différentes activités professionnelles ou de loisirs. Mais son rôle ne s'arrête pas là. Lorsqu'elle est bien adaptée, l'alimentation assure la croissance harmonieuse et l'entretien des organes et tissus de l'organisme, notamment les cartilages.

Les minéraux et vitamines sont nécessaires et ne peuvent être apportés que par l'alimentation, ils sont dits essentiels. Seule la vitamine D est en partie synthétisée au niveau de votre peau grâce aux rayons solaires. Il existe 13 vitamines et plus de 10 minéraux et oligoéléments dont il faut absolument éviter d'être carencé ou déficient.

Toute fatigue, baisse de vitalité, vulnérabilité accrue aux infections, aggravation d'épisode congestif arthrosique peut être un signe révélateur d'un apport insuffisant en micronutriments. Si les carences vraies sont assez rares en France, bien qu'il arrive régulièrement qu'on en identifie (déficits en vitamine D, responsables de l'augmentation du processus ostéoporotique, ou insuffisances d'apport en vitamines du groupe B, à l'origine de troubles du comportement...), il est en revanche très courant d'observer des déficiences.

Pourquoi observe-t-on des déficiences en micronutriments ?

Tout d'abord, il faut savoir qu'au cours de ces dernières décennies les modes de production agricole et de transformation des aliments ont considérablement appauvri la teneur des aliments en vitamines, minéraux et oligoéléments. D'autre part, on constate une baisse globale des apports caloriques liée à des choix alimentaires parfois mal orientés. Différentes enquêtes – bien que d'un individu à l'autre il y ait de grandes variations – montrent que la ration quotidienne est déséquilibrée. Nous consommons notamment trop de corps gras, souvent cachés dans les préparations et plats prêts à consommer. Les apports en glucides rapidement absorbés par l'intestin sont aussi trop importants, alors que les glucides lents (légumineuses comme les lentilles, les haricots, le riz complet, les céréales complètes), qui élèvent peu le taux de sucre dans le sang (glycémie), sont insuffisamment consommés, tout comme les fruits riches en fructose (peu hyperglycémiants). Les apports en protéines proviennent trop souvent d'aliments d'origine animale au détriment de ceux qui sont d'origine végétale. Cet état des lieux concerne l'ensemble de la population, même si les seniors actifs sont parmi les plus sensibles aux messages nutritionnels et réorientent souvent convenablement leurs choix.

Principales sources alimentaires des micronutriments

Produits alimentaires	Vitamines, minéraux, oligoéléments
Laits, produits laitiers (non écrémé ou demi-écrémé)	Vitamines A, D Vitamines B1, B2, B5, B6, B8, B12 Calcium
Matières grasses (huiles végétales : olive, colza, tournesol, noix, pépins de raisin)	Vitamines E
Céréales	Vitamines B1, B3, B5, B6, B8, B9 Calcium, fer, magnésium, potassium, zinc
Poisson, œuf Viande	Vitamines A, D Vitamines B1, B2, B5, B6, B8, B9 Fer, sélénium, zinc
Fruits et légumes	Vitamine bêta-carotène, K Vitamines B9, C Potassium

Une vulnérabilité accrue

De nombreux éléments nutritifs sont moins bien absorbés par le tube digestif à mesure qu'on avance en âge. Il faut donc qu'ils soient apportés en quantité suffisante. Or la théorie qui a longtemps prévalu était qu'il fallait réduire de façon importante les rations des seniors parce qu'ils étaient moins actifs sur le plan physique et risquaient de grossir. Physiologiquement, il s'agissait d'une erreur : les besoins ne sont pas moindres même s'il faut veiller à ne pas trop manger.

Par ailleurs, un mauvais état bucco-dentaire peut entraîner des difficultés de mastication et vous inciter à exclure certains aliments pourtant très utiles ; les fruits et légumes, par exemple, sont souvent considérés comme trop durs. Mais il faut absolument en consommer. Épluchez-les bien, et faites cuire les légumes suffisamment longtemps pour qu'ils soient bien tendres. Ne supprimez pas la viande, consommez-la hachée. Le poisson, du fait de ses arêtes, peut aussi décourager certains d'entre vous ; choisissez les darnes de saumon, les tranches de thon – d'autant que ces poissons sont très intéressants par leur apport en acides gras omega 3 (p. 147).

La constipation, phénomène fréquent, notamment, en cas de baisse d'activité physique, provoque aussi un inconfort digestif et une perte de l'appétit, ce qui réduit encore plus les apports alimentaires.

Avec l'âge, le goût se transforme et peut engendrer une inappétence pour certains plats. Les discriminations gustatives s'émoussent, et l'attirance pour le goût sucré devient plus prononcée. Celui-ci est considéré – et ce dès la plus tendre enfance – comme une source de réconfort. Or, sur le plan nutritionnel, une réduction de la diversification alimentaire diminue *de facto* l'apport en micronutriments essentiels. L'appétence pour le sucré renforce aussi l'envie et la consommation de gâteaux et de biscuits, fort caloriques. C'est ainsi qu'une tendance au surpoids associée à des déséquilibres nutritionnels est fréquemment observée chez les personnes souffrant d'arthrose.

Les habitudes alimentaires sont aussi perturbées, chez certaines personnes, par l'isolement et des ressources financières insuffisantes. Un regain de pessimisme, voire de tristesse, réduit également l'envie de se nourrir correctement, et un cercle vicieux risque de se mettre en place. Les réserves nutritionnelles de l'organisme s'amenuisent, les forces diminuent, et on observe un ralentissement psychique et moteur. Il faut tout faire pour éviter de tomber dans ce piège. Une alimentation adaptée et le maintien d'une vie sociale active – rencontres, promenades en groupe, participation à différentes activités dans un cadre associatif – réduisent les risques de malnutrition et de dépression.

Faire les bons choix alimentaires en termes qualitatifs

La qualité nutritionnelle des aliments est un élément important à prendre en compte. Il faut comprendre cet aspect qualitatif sous différents angles :

• Il est nécessaire de choisir des aliments sains, c'est-à-dire le moins pollués possible par les divers produits phytosanitaires (insecticides, engrais...). Il n'y a pas si longtemps, la recherche de rendements agricoles maximaux a induit une surutilisation dangereuse de ces produits. Il faut donc acheter les aliments les plus « bio-actifs », c'est-à-dire ceux dont la concentration en micronutriments est le plus importante. Ce sont essentiellement les produits « bio » qui répondent à ces critères. Non que leur composition soit nécessairement très différente de celle des produits classiquement cultivés, mais, du fait de l'absence d'insecticides, pesticides et autres produits chimiques, les interférences entre les différentes molécules chimiques et les micronutriments sont plus limitées, ce qui améliore leur biodisponibilité. Plus soucieux de l'environnement, les agriculteurs qui cultivent du bio polluent moins les sols, et les aliments qui en sont issus sont moins dénaturés. Mais l'agriculture bio ne s'est pas encore généralisée et pose d'autres problèmes, notamment celui de la conservation des produits. Sur ces aliments non traités se développent parfois des moisissures qui sécrètent des substances toxiques comme la patuline (pomme), l'ochratoxine (céréales...). Le principe est donc de consommer des produits bio de saison obtenus si possible par l'intermédiaire de circuits courts.

• Les aliments issus de l'agriculture dite raisonnée – qui fait une utilisation parcimonieuse et adaptée de produits phytosanitaires – sont assez recommandables. Les marchands de légumes, bouchers, poissonniers, etc. connaissent bien l'origine des produits qu'ils proposent et sont en mesure de répondre à vos questions.

• Il est indispensable d'acheter des aliments le moins transformés possible, en évitant les plats préparés, les aliments précuits... Ces produits contiennent des aliments appauvris en micronutriments, et l'ajout fréquent de matière grasse pour améliorer leur onctuosité et de sel pour renforcer leur sapidité diminue leur intérêt nutritionnel.

Rappelons-le : les apports globaux en vitamines et minéraux sont insuffisants dans la population française, ce qui peut être préjudiciable au fonctionnement harmonieux de l'organisme. Évitez de vous trouver dans cette situation.

Les effets négatifs des médicaments sur le statut nutritionnel en cas d'arthrose

L'excès de prises médicamenteuses peut être source de déséquilibre alimentaire. Votre appétit peut être modifié, votre métabolisme transformé, et cela peut entraîner une moins bonne absorption des nutriments et micronutriments. Cherchez à réduire votre consommation selon les instructions de votre médecin sans vous adonner à l'automédication. La consommation de tisanes et l'utilisation de certaines méthodes « alternatives » vous mettront à l'abri de bien des inconvénients des médicaments, mais elles ne peuvent à elles seules vous guérir de tous vos maux !

Par ailleurs, la prise de certains médicaments influe sur le devenir digestif des composés alimentaires. Voici quelques conseils :

• L'aspirine, à des doses de l'ordre de 3 grammes par jour sur une longue période, augmente les besoins en vitamine C et peut entraîner des lésions d'importance variable de la muqueuse de l'estomac, responsables de perte sanguine et donc de fer.

• Les anti-inflammatoires non stéroïdiens (AINS) ont des effets sur les micronutriments assez similaires à ceux décrits pour l'aspirine avec, semble-t-il, une dégradation du statut en acide folique (vitamine B9), dont nous avons vu l'importance.

• Les corticoïdes entraînent, pour leur part, des effets similaires encore majorés ; ils sont également responsables d'une rétention hydrique, ce qui impose de fortement réduire les apports en sel. Ils provoquent, en outre, une moindre absorption de la vitamine D ainsi qu'une majoration de l'excrétion de zinc et surtout de calcium qu'il est nécessaire de compenser, avant tout, par voie alimentaire. Ces effets secondaires n'apparaissent pas pour des prises médicamenteuses limitées à quelques jours.

• Les protecteurs gastriques destinés à contrecarrer les effets délétères des anti-inflammatoires sont nombreux, mais peuvent aussi avoir leurs inconvénients : certains, à base d'hydroxyde d'aluminium, peuvent réduire l'absorption de certains micronutriments.

• Il existe des aliments « anti-irritants » réputés protecteurs comme les choux, mais aussi les bananes et les pommes de terre. Des études complémentaires sont toutefois nécessaires pour confirmer leurs propriétés. De toute façon, il ne s'agit pas de surconsommer ces produits, mais de les inclure régulièrement dans votre alimentation.

DU LAIT ET DES RHUMATISMES

Il est fréquent d'entendre dire qu'il faut supprimer le lait, comme d'ailleurs tous les laitages, en cas de rhumatisme. Qu'en est-il exactement ? Est-ce une mode française ? Dans d'autres pays, comme la Suisse ou les États-Unis, la consommation de produits laitiers est très importante. Leurs habitants ont-ils pour autant plus de problèmes articulaires ?

Plusieurs points sont à souligner :

• Avant tout, insistons sur le fait que les laits et produits laitiers (yaourts, fromages, entremets...) ne sont pas des produits toxiques mais nutritifs. Ils contiennent du calcium, des protéines de bonne valeur biologique, des vitamines D et A pour les laits demi-écrémés et les laits entiers.

• Il est exact que de nombreuses personnes, à mesure qu'elles avancent en âge, ont des difficultés croissantes à digérer le lait. L'explication est que l'enzyme nécessaire à cette assimilation, la lactase, est produite chez ces personnes en moins grande quantité, d'où certaines flatulences, douleurs abdominales, voire diarrhées. On parle, dans ce type de situation, d'intolérance au lait.

• Il est également vrai qu'il existe des allergies aux protéines du lait de vache ; cela se rencontre régulièrement chez les nourrissons. Et si le lait peut provoquer des réactions immunologiques chez le jeune enfant, il en est potentiellement de même chez l'adulte ! Le problème est d'identifier les personnes susceptibles de présenter ce type de réactions, ce qui est, dans l'état actuel de nos connaissances, impossible.

On peut proposer un test aux personnes souffrant de rhumatisme inflammatoire – de type polyarthrite rhumatoïde – ou d'arthrose accompagnée de poussées congestives à répétition. Ce test consiste à cesser de consommer tout produit laitier pendant deux mois de façon très rigoureuse, en excluant aussi les nombreuses préparations industrielles ou artisanales qui en contiennent – et elles sont nombreuses. Au bout de cette période, soit vous êtes nettement soulagé et une visite chez un médecin nutritionniste s'impose pour compenser les déficits en éléments nutritifs induits par l'absence de laitages, soit un doute persiste, et une reprise des produits laitiers permettra alors de trancher. Lorsque les douleurs redeviennent importantes, cela signifie qu'une réaction immunologique au lait est probable, même si elle est difficile à démontrer scientifiquement. Cette sensibilité immunologique au lait ne concerne qu'une infime tranche de la population souffrant de rhumatismes, mais l'amélioration décrite dans certains cas est tellement spectaculaire que cela peut valoir la peine d'essayer, à condition d'en parler d'abord à votre médecin. En revanche, il est inutile, voire dangereux, compte tenu des risques de malnutrition, de supprimer chez tous et sans discernement les laitages, qui sont des produits de grande valeur nutritionnelle.

L'ORGANISATION NUTRITIONNELLE DE LA JOURNÉE

Le petit déjeuner doit être suffisamment copieux et comprendre un laitage, du pain dit aux « céréales » – contenant diverses céréales entières riches en vitamine B (sauf B12) et en fibres – ou du pain complet, un peu de beurre (apport en vitamine A) ou de confiture en petite quantité (pour le plaisir et les minéraux) – 2 cuillères à café rase – et un fruit frais pressé (vitamine C, minéraux).

Le repas de midi peut commencer par des légumes frais sans assaisonnement gras : tomates, concombre, etc., accompagnés de jus de citron, de sauce au yaourt et à l'aneth (vitamine C, bêta-carotène, minéraux). Ils seront suivis par 125 grammes de poisson ou de viande maigre : blanc de volaille, lapin, veau (fer, protéines de bonne valeur biologique et vitamine B12), mais cela n'est pas obligatoire le midi sur le plan nutritionnel. Les féculents tels que les lentilles, les pommes de terre, le riz complet sont nécessaires en quantité raisonnable à raison de 3 à 4 cuillerées à soupe de produits cuits. Ils permettent d'atteindre le repas suivant sans grignotage. Les autres légumes peu caloriques comme les carottes, les brocolis ou les haricots verts peuvent être consommés en accompagnement à volonté. Le dessert comportera un laitage : yaourt, fromage blanc à 0 % de matière grasse (calcium) et un fruit, et pourquoi pas une « douceur » de type chocolat si le besoin s'en fait sentir : 2 à 3 carrés mais pas plus, compte tenu de la forte charge calorique (500 kilocalories pour 100 grammes).

Le repas du soir comporte idéalement une salade assaisonnée par un mélange pour moitié d'huile d'olive et pour l'autre moitié d'huile de colza ou d'huile de noix riche en acides gras omega 3, dont nous avons décrit les bienfaits pour l'arthrose. Un œuf dur, une tranche de jambon dégraissée ou de la viande, du poisson, s'ils n'ont pas été pris le midi, sont les bienvenus. Les légumes peuvent aussi être consommés sous forme de potage. Un peu de pain aux multicéréales ou complet (40 grammes, soit 2 tranches moyennes ou 1/5 de baguette) est autorisé. Un laitage – yaourt, fromage blanc à 0 % ou à 20 % – ainsi qu'un fruit compléteront le repas.

Deux collations sont possibles dans la journée à heures fixes : dans la matinée, aux alentours de 10 heures, ce sera par exemple un fruit ; dans l'après-midi, un laitage de type yaourt, fromage blanc à 0 % de matière grasse ou un fruit.

Boire suffisamment est essentiel. En effet, la sensation de soif diminuant avec l'âge, une déshydratation peut s'installer à bas bruit et être source de méforme. La boisson idéale est l'eau – soit celle du robinet, soit en bouteille. Les jus de fruits sans sucre ajouté sont également les bienvenus, et il est tout à fait licite de prendre un peu de thé ou du café selon vos envies, au cours de la journée. L'été, il faut penser, en cas de forte sudation, à compenser les pertes, notamment en sodium, par des boissons fortement minéralisées (eaux pétillantes). Ce schéma général, qui correspond aux besoins nutritionnels de base, est adaptable en fonction de vos goûts et traditions culinaires.

Arthrose et activités physiques

Place des activités physiques

L'activité physique, voire sportive, n'est pas contre-indiquée dans l'arthrose, bien au contraire. Correctement pratiquée, elle représente un élément important du traitement. Mais la plupart d'entre vous se demandent s'il n'y a pas une contradiction : augmenter ou développer une activité physique ne risque-t-il pas d'accroître l'usure des cartilages ?

Cette contradiction n'est qu'apparente : tout dépend en fait du degré de sollicitation. En dehors des poussées inflammatoires, le fait d'avoir une activité physique modérée et régulière entretient la mobilité de l'articulation et renforce la musculature périphérique, ce qui limite le processus arthrosique et assure un meilleur maintien postural. Les risques de chute s'en trouvent réduits et les douleurs sont moindres puisque, à partir d'un certain stade d'activité, vous sécrétez plus d'endorphines. Il semble également qu'une pression modérée exercée sur le cartilage stimule sa fabrication. En effet, lorsque le liquide intra-articulaire, qui contient des éléments nutritifs, est comprimé, il pénètre mieux dans la matrice cartilagineuse. À l'inverse, des sollicitations trop importantes (pratique intensive de sports) accélèrent, bien sûr, le processus d'usure et annulent la stimulation de la croissance cartilagineuse. Tout est donc affaire de dosage. En outre, certaines activités comme le ski alpin ou l'équitation comportent un risque de chute, et donc de fracture osseuse et de lésions cartilagineuses.

Il n'existe pas d'activités standard. Elles doivent être adaptées à chacun selon ses goûts, le degré de gravité de son arthrose et sa localisation.

Vous devez être à même de choisir vos exercices, mais certaines règles sont à respecter. L'activité physique doit être régulière, modérée, et pratiquée sans esprit de performance. Il est nécessaire de trouver le bon équilibre : ni insuffisance, ni excès. L'objectif est d'entretenir les articulations pour éviter l'enraidissement et lutter contre la douleur. Vous devez les pratiquer à votre rythme, c'est-à-dire sans être essoufflé. Les personnes arthrosiques ont souvent des réticences à pratiquer une activité physique en cas de douleurs. Vous pouvez apprendre à les surmonter. Commencez par vous échauffer en faisant quelques mouvements simples, sans forcer. En fait, petit à petit, les douleurs vont s'estomper et les articulations devenir plus mobiles.

En cas de douleur due à une poussée congestive qui se manifeste par une inflammation, il est en revanche nécessaire de limiter les efforts mécaniques de l'articulation atteinte. Dans certaines circonstances il est utile de la soulager, grâce par exemple à une canne pour les articulations des membres inférieurs. Il est inutile, cependant, voire néfaste, de vous mettre totalement au repos et de rester allongé toute la journée !

Activité en fonction de la localisation

Bien qu'il existe des spécificités en fonction de la localisation de l'arthrose, trois types d'activités sont recommandés à toutes les personnes arthrosiques :

- La natation. Par la mise en décharge de l'ensemble des articulations, elle permet de réaliser des mouvements de grande amplitude. De plus, l'eau tiède de la piscine a un effet antidouleur sur les articulations.
- La gymnastique. À la maison ou en piscine (aquagym), elle doit être pratiquée sans geste brusque, à votre rythme, régulièrement et assez longtemps. L'idéal serait d'en faire tous les jours, ou au minimum trois fois par semaine. Commencez votre journée le matin en faisant quelques mouvements lents. Ce « dérouillage » naturel améliorera l'état de vos articulations.
- Le vélo. En appartement ou en pleine nature, vous pouvez pratiquer le vélo quelle que soit votre atteinte articulaire (sauf en cas d'arthrose évolutive de la rotule). Vous éviterez de trop vous pencher sur votre guidon, qui doit être suffisamment haut, et positionnerez la selle de façon à pouvoir pédaler en extension.

D'autres activités sont conseillées qui ne demandent pas d'efforts particuliers : la marche, le golf (sauf en cas d'arthrose des mains)... En revanche, tous les sports à accélérations brutales, notamment le tennis, et tous les sports collectifs (football, handball...) sont à éviter. Il faut aussi éliminer ceux qui vous font courir un risque de chute (ski alpin, équitation...) ou ceux qui les provoquent, comme le judo.

Activités physiques et arthrose

À favoriser	À limiter	Déconseillés
Natation Marche Footing Gymnastique Cyclisme (et vélo d'appartement) Golf	Danse Aviron Escrime	Tennis Ski Sports de ballon (football, handball...) Sports de combat (arts martiaux) Équitation et sports avec risque de chute

En cas d'arthrose de la hanche seront privilégiées toutes les activités qui ne mettent pas, ou peu, cette articulation en charge, c'est-à-dire les trois que nous venons de décrire : la natation, le cyclisme, la gymnastique. Elles permettent d'entretenir la mobilité et de renforcer la musculature des membres inférieurs, ce qui stabilise l'articulation.

En cas d'arthrose du genou (gonarthrose), il existe plusieurs situations en fonction du siège de l'arthrose.

Si l'arthrose se situe entre le fémur et le tibia, l'ensemble des activités qui se pratiquent en position debout sont déconseillées. Vous pouvez néanmoins marcher régulièrement et suffisamment longtemps, l'objectif étant d'entretenir l'ensemble de l'appareil musculo-ligamenteux et d'éviter une ankylose du membre inférieur qui pourrait entraîner une perte de l'extension complète du genou. Il vaut mieux choisir un terrain suffisamment plat et meuble (chemin, pelouse), la dureté du macadam et du ciment pouvant créer au niveau du genou une onde de choc néfaste aux cartilages articulaires. Il faut également éviter les escaliers et les pentes.

Dans l'arthrose de type fémoro-patellaire, c'est-à-dire entre le fémur et la rotule, il faut éviter de trop solliciter le genou par des mouvements de rotation répétés (cyclisme). Vous vous contenterez, dans ce cas, de la natation et de la marche. Quelques exercices spécifiques à réaliser seul sont à conseiller (tonification du vaste interne du quadriceps).

Dans tous les cas d'atteinte arthrosique de la colonne vertébrale, l'objectif principal est de renforcer la musculature afin d'assurer un meilleur maintien du rachis. Les mouvements en décharge et régulièrement pratiqués permettent d'atteindre l'objectif souhaité. L'activité physique la plus adaptée reste la natation. Le dos crawlé est à privilégier. En revanche, la brasse n'est pas conseillée en raison de la cambrure importante du dos, surtout au niveau cervical, qu'elle provoque.

En cas d'arthrose des doigts, il faut en priorité lutter contre l'enraidissement. Aucun sport n'est contre-indiqué, bien que des difficultés puissent parfois survenir dans l'exercice de certaines activités telles que le golf.

L'arthrose des chevilles et des pieds a fréquemment pour origine des traumatismes ou une hypersollicitation articulaire provoqués par la pratique du football ou de la danse. Ces activités seront donc à éviter.

Activités physiques selon les localisations arthrosiques

Localisations	**À privilégier**	**Déconseillés (en plus de ceux mentionnés au tableau précédent)**
Hanche	Natation Gymnastique Cyclisme Golf	Danse Jogging
Genou	Natation Gymnastique	Cyclisme (modéré) Tennis Tous les sports nécessitant des rotations du membre inférieur
Pied	Natation	Danse Tennis

Localisations	À privilégier	Déconseillés (en plus de ceux mentionnés au tableau précédent)
Main	Gymnastique Marche Jogging	Golf Tennis
Coude	Natation Gymnastique Marche Jogging	Tennis
Épaule	Cyclisme Gymnastique Marche Jogging	Tous les sports nécessitant l'utilisation du membre supérieur
Rachis	Natation Gymnastique	Tous les sports sollicitant le corps de façon unilatérale

EN CAS DE PROTHÈSE

Le port d'une prothèse n'empêche pas la pratique d'activités physiques, du moins celles que nous venons de décrire, et il ne faut pas les négliger. Évitez néanmoins toutes celles qui sont susceptibles d'engendrer des accélérations brutales, des mouvements brusques et des chocs. Une certaine prudence s'impose, et certains mouvements sont à proscrire. Par exemple, croiser les jambes, en cas de prothèse totale de hanche, est absolument contre-indiqué. Et si vous aviez l'habitude de faire du tennis, il vous faudra trouver une activité mieux adaptée à votre situation.

PRIVILÉGIER LA GYMNASTIQUE À DOMICILE

Il s'agit de réaliser des exercices simples qui entrent dans le cadre d'une bonne hygiène de vie. Ils devraient être pratiqués quotidiennement, de préférence en début de journée afin d'assurer un bon dérouillage matinal. Ces exercices visent à maintenir une bonne amplitude des mouvements et à renforcer la musculature. Ils seront décrits en détail dans le chapitre sur les conseils par localisation (p. 181), mais voici d'ores et déjà quelques exemples de mouvements que vous pouvez effectuer seul sans danger.

Arthrose de la hanche

• Allongé sur le dos, fléchissez une jambe et tenez dans vos mains le genou, que vous approchez le plus possible de votre poitrine tant que le mouvement reste indolore. Écartez ensuite votre jambe fléchie vers l'extérieur.

Comptez jusqu'à 5 pendant la réalisation du mouvement en inspirant, et relâchez pendant 5 secondes en expirant. Répétez ce mouvement pendant 10 minutes.

• Asseyez-vous à califourchon sur une chaise, dossier devant. Restez ainsi, pieds tournés vers l'extérieur, pendant 20 minutes afin de lutter contre l'enraidissement.

Arthrose du genou

• Assis sur une chaise, tendez votre jambe à l'horizontale et maintenez cette position pendant 10 à 15 secondes. Renouvelez ce mouvement pendant 10 minutes afin de renforcer vos muscles.

• Assis sur une chaise, maintenez votre jambe bien à l'horizontale en la posant sur un tabouret pendant 15 minutes ; cette posture est destinée à lutter contre la perte progressive de l'extension et à éviter l'apparition d'une attitude vicieuse de type flessum.

Arthrose lombaire

• Couché sur le dos, ramenez les jambes fléchies le plus près possible de votre poitrine. Renouvelez l'exercice pendant plusieurs minutes pour assouplir votre rachis lombaire.

• À quatre pattes, descendez progressivement le bassin jusqu'à toucher vos talons. Renouvelez ce mouvement une dizaine de fois par séance.

• En basculant le bassin selon les indications de votre médecin ou de votre kinésithérapeute, grandissez-vous en poussant les pieds dans le sol et la tête (fléchie en double menton) vers le haut.

Arthrose des doigts

• Effectuez des mouvements de serrement et desserrement des doigts sur une balle de mousse tenue dans la paume de la main, et ce pendant plusieurs minutes chaque jour. Par exemple, 8 minutes le matin au réveil et 2 fois 5 minutes dans la journée.

PRATIQUE DU YOGA

Le yoga permet d'assouplir les muscles et tendons et de maintenir les articulations en bon état fonctionnel. Les postures décrites ci-après sont à pratiquer de façon détendue, et doivent rester agréables.

Postures pour le rachis cervical

• Debout, épaules relâchées, faites quelques mouvements du cou dans toutes les directions, puis effectuez des rotations, sans forcer et très progressivement.

• Si la nuque est raide, vous pouvez réaliser ces mêmes mouvements en étendant les bras au-dessus de la tête, les mains jointes.

• En position debout, réalisez le mouvement précédent en inspirant puis relâchez le corps vers l'avant en expirant, les muscles étant détendus.

• Dos droit, effectuez de petits mouvements de la tête, du cou et des bras en même temps : levez un bras en inspirant, redescendez-le en expirant, puis changez de bras. Refaites ces mouvements en inclinant la tête en arrière, en avant, sur le côté, puis en rotation.

• Debout, bras en croix, baissez un bras pendant que l'autre monte à la verticale. Recommencez de l'autre côté, nuque bien tendue.

• Remontez les deux bras vers le haut et joignez les mains. Avancez une jambe et fléchissez le genou jusqu'à ce que la cuisse soit parallèle au sol.

Postures pour le rachis dorsal

• À quatre pattes sur le sol, arrondissez le dos au maximum en baissant la tête et en expirant : c'est le « dos de chat » ; gardez la posture quelques instants, puis cambrez au maximum en relevant la tête et en inspirant. Répétez cette alternance plusieurs fois.

• Debout, bras tendus vers le haut, montez sur les talons et étirez-vous au maximum, puis relâchez d'un seul coup.

Pratiques pour le rachis lombaire

• En position couchée, repliez les genoux l'un après l'autre sur la poitrine en expirant puis ramenez les pieds dans la position initiale en les faisant glisser l'un après l'autre sur le sol.

• En position allongée, levez les jambes vers le haut, puis faites passer le poids du corps sur la nuque. C'est la posture de la « chandelle ». Elle est déconseillée en cas d'atteinte du rachis cervical.

• En position couchée sur le dos, les bras restant à plat au sol le long du corps, soulevez les fesses au maximum en prenant appui sur les épaules et les pieds.

• Même exercice que précédemment, mais en prenant appui sur la paume des mains.

• En position allongée, genoux repliés contre le thorax, bras en croix, faites basculer les deux genoux joints vers le sol d'un côté, puis de l'autre.

Postures pour tonifier les muscles des hanches

• Couché sur le dos, levez une jambe en extension, puis l'autre, puis pliez les genoux pour les ramener sur le thorax.

• Même exercice, mais en étirant les bras : la main touche le pied du même côté, l'autre bras est en extension.

Postures pour les genoux

• En position assise sur le sol, faites d'abord quelques mouvements de flexion et d'étirement des jambes. Puis, effectuez un mouvement circulaire dans un sens puis dans l'autre.

• Assis en tailleur, essayez, sans forcer, de poser les deux genoux vers l'extérieur sur le sol.

Garder le moral pour une bonne qualité de vie

Une baisse de moral, voire une dépression légère, peut survenir chez les personnes souffrant d'arthrose. Elle apparaît généralement peu à peu, de façon sournoise ; vous ne devez pas hésiter à en parler à votre médecin. Négligée, elle risque de s'aggraver et d'altérer fortement votre qualité de vie. Tout commence par une fatigue et un manque d'énergie persistants qui ont du mal, malgré le repos, à se résorber.

Le fait de ressentir des douleurs de façon chronique, d'être gêné dans ses mouvements et de devoir renoncer à certaines activités induit parfois une méforme psychique et le découragement. Mais les douleurs arthrosiques ne sont pas une fatalité, la dépression non plus, et il y a différentes manières d'y remédier, l'essentiel étant de cultiver un état émotionnel positif.

Tout d'abord, nous l'avons vu, pratiquer une activité physique entraîne une diminution de la douleur et garantit une meilleure forme à la fois physique et psychologique. L'immobilité, lorsqu'elle perdure, est toujours la source d'un déconditionnement physique qui accroît les douleurs et favorise la perte d'énergie. Il faut trouver un bon équilibre entre activité et repos. Souvenez-vous aussi qu'un des meilleurs antidouleur est le rire, comme en témoignait Norman Cousins au début de ce livre.

Vous pouvez également effectuer un travail sur vous-même pour mieux faire face à votre arthrose. Il faut éviter la dramatisation et ne pas faire comme madame Anne S., qui se plaint en permanence, s'imagine que rien n'est possible et se contente d'attendre l'aggravation de son handicap en ingurgitant des médicaments. Certaines personnes, au contraire, nient leurs troubles pour ne pas être considérées comme « vieilles ». C'est également une erreur, d'autant que les rhumatismes dépendent de divers facteurs environnementaux et génétiques et peuvent se manifester à différents âges. Il vaut mieux accepter la réalité telle qu'elle est. Par exemple, il est plus raisonnable de s'aider d'une canne pendant quelque temps en cas de poussée d'arthrose de la hanche – et de négliger le regard des autres. L'attitude la plus positive est d'apprendre à vivre avec votre arthrose et de tout faire pour en diminuer l'impact. C'est de cette façon que vous arriverez le mieux à la faire régresser ; et pour cela, les moyens sont nombreux.

Enfin, en cas de « blues », consultez rapidement votre médecin. Vos « états d'âme », s'ils sont négatifs, peuvent en effet évoluer vers une véritable dépression qu'il sera ensuite plus difficile de juguler.

Signes pouvant être annonciateurs de dépression :
- Fatigue et manque d'énergie
- Insomnie ou son contraire, hypersomnie
- Irritabilité
- Mélancolie, idées noires
- Désintérêt pour de multiples activités, notamment sexuelles

Votre médecin commencera par réévaluer votre traitement, il s'assurera que vous ne développez pas une autre maladie et vous proposera plusieurs solutions qui, en fonction du degré de votre arthrose et de votre sensibilité, pourront vous soulager à la fois physiquement et psychologiquement.

La relaxation

Vous pouvez faire l'apprentissage de cette technique avec l'aide de votre médecin, de votre kinésithérapeute ou d'un professeur de gymnastique. Il existe aussi des cassettes et CD fort utiles. Vous pourrez ainsi vous détendre chez vous chaque fois que vous en ressentirez le besoin. Cette relaxation doit être à la fois physique et psychique.

• Pour cela, il faut avant tout vous préparer. Installez-vous dans un lieu tranquille où vous ne serez pas dérangé. Prévenez votre entourage, débranchez votre téléphone, mettez-vous dans un état d'esprit positif et chassez les pensées qui pourraient vous contrarier. L'exercice s'effectuera pendant une période déterminée, de 20 à 30 minutes.

• Allongez-vous, ou asseyez-vous dans un fauteuil confortable. Contractez différents groupes de muscles en comptant jusqu'à 10, puis relâchez-les. Commencez par la partie haute du corps, en contractant vos mâchoires, puis descendez progressivement. Cette tension suivie d'une détente vous permettra de prendre conscience de votre corps.

• Détendez-vous maintenant complètement en relâchant tous vos muscles. Cette perte de tonus doit s'accompagner d'une respiration plus profonde pour être encore plus relaxante. Lorsque vous serez suffisamment entraîné, vous éprouverez un plaisir extrême au moment de cette détente.

L'alliance entre le mental et le physique ne peut que vous faire le plus grand bien. Il existe différentes méthodes de relaxation et toutes, lorsqu'elles sont bien conduites, amélioreront votre état d'esprit et favoriseront votre détente.

La psychothérapie

Elle a pour but d'améliorer votre état psychique. Votre médecin traitant peut connaître cette approche ou vous conseiller un psychothérapeute. Ce soutien, lorsqu'il est nécessaire, améliore chez de nombreuses personnes l'acceptation des rhumatismes arthrosiques et agit souvent de façon très efficace. À partir du moment où vous avez moins d'angoisse, où vous dormez mieux, où vous êtes moins irritable, vous gérez mieux votre quotidien, vous êtes capable de faire face à votre arthrose, et vous ressentez moins vos douleurs.

Les traitements alternatifs

Si vous êtes dans un état de tension physique et psychique assez important, avec des épisodes de découragement, vous pouvez, après avoir consulté votre médecin traitant, avoir recours à des plantes comme le millepertuis en dehors de ses contre-indications ; en effet, cette plante ne doit pas être associée à certains médicaments tels que les antidépresseurs (la classe des IMAO). Elle peut modifier la concentration dans le sang d'autres types de médicaments comme la théophylline, la digoxine, etc. La valériane, la passiflore et l'escholtzia vous seront utiles si vous avez des troubles du sommeil. Les homéopathes et acupuncteurs peuvent aussi vous rendre de grands services.

Les antidépresseurs

Deux attitudes extrêmes sont à éviter dans ce domaine : considérer les antidépresseurs médicamenteux comme la solution à tous vos problèmes et les prendre au long cours ou, à l'inverse, les refuser par principe lorsque votre médecin vous les propose. Sur une période transitoire et contrôlée, les traitements antidépresseurs peuvent vous faire du bien. Il faut décrire précisément à votre médecin ce que vous ressentez, ne pas confondre angoisse et dépression. Il s'agit de deux entités fort différentes qui coexistent parfois mais doivent être traitées de façon distincte. En général, les angoisses sont assez facilement maîtrisées par des techniques « alternatives » et vous pourrez mettre en place un autocontrôle. Pour les dépressions, la situation est plus complexe et peut nécessiter le recours à des médicaments ; sinon, votre qualité de vie risquerait d'être fortement altérée, et vos douleurs rhumatismales seraient alors majorées.

Une autre indication des antidépresseurs est plus surprenante : elle s'adresse aux personnes qui ressentent des douleurs généralisées. Certaines études suggèrent qu'il existe parfois au niveau des centres nerveux une diffusion de la perception des phénomènes douloureux qui expliquerait la difficulté qu'éprouvent certaines personnes à localiser leur douleur. On sait également que, du fait de sa composition, un traitement antidépresseur à faible dose agit sur les neurotransmetteurs : il modifie leur sécrétion et joue ainsi un rôle non négligeable dans le contrôle de la douleur. C'est pourquoi, dans certaines circonstances, de tels médicaments sont prescrits non pas en tant qu'antidépresseurs mais pour leur action antidouleur.

6
LES LOCALISATIONS DE L'ARTHROSE

Dans ce chapitre, les différentes formes d'arthrose seront abordées selon leur localisation. Pour chacune d'elles nous détaillerons certains aspects tels que la douleur, les causes, les signes radiologiques et l'évolution.

Surtout, nous vous donnerons des conseils et des recommandations, et ainsi les moyens de mieux vivre avec votre arthrose.

L'arthrose de la hanche, ou coxarthrose

L'arthrose de la hanche est fréquente, elle atteint autant les hommes que les femmes et apparaît habituellement entre 40 et 60 ans. Elle peut devenir invalidante dans les formes évoluées, et nécessite le recours à la chirurgie dans les formes sévères.

LA DOULEUR

Elle est initialement modérée et occasionnelle. Elle se déclenche, par exemple, après une longue marche ou lors de certains mouvements comme enfiler des chaussettes, enjamber une baignoire, se lever d'un siège. Si la station debout prolongée devient douloureuse, c'est également un signe évocateur.

La douleur est assez caractéristique, toujours mécanique ; elle est provoquée par l'appui à la marche et calmée par le repos. Plus marquée en fin de journée que le matin, elle s'aggrave progressivement en intensité et en durée si rien n'est entrepris pour limiter son évolution. Elle siège le plus souvent au pli de l'aine, irradiant parfois sur le devant de la cuisse et au genou. Elle se situe plus rarement en arrière, au niveau de la fesse ou de la cuisse. Parfois elle est trompeuse, car isolée au niveau du genou.

La douleur et la gêne occasionnées par l'arthrose varient en fait d'une personne à une autre et peuvent altérer la qualité de vie à des degrés divers. Une simple radiographie de la hanche permet de visualiser l'atteinte arthrosique, mais, comme toujours dans l'arthrose, il n'y a pas de parallélisme entre l'importance de ce qui est observé à la radiographie et la gêne ressentie.

Des réveils nocturnes douloureux, un dérouillage matinal long, l'aggravation brutale de l'intensité douloureuse sont les signes d'une poussée congestive ou d'une coxarthrose destructrice rapide. Il faut alors consulter rapidement votre rhumatologue.

Les causes les plus fréquentes

Plus de la moitié des cas de coxarthrose sont secondaires à des malformations, à des traumatismes tels que luxations, fractures, ou à un surmenage mécanique de l'articulation.

Les malformations congénitales

Toute déformation ovalaire de la tête du fémur est génératrice d'arthrose précoce de hanche. En principe il y a une congruence parfaite entre la tête du fémur et la partie de la hanche qui la reçoit (le cotyle). Cet équilibre est rompu en cas de malformations congénitales, c'est-à-dire présentes dès la naissance. Celles-ci sont plus fréquentes chez la femme et dans certaines régions (Bretagne, Vendée, Massif central). Si elles sont dépistées dès la naissance par l'examen des hanches du nouveau-né, un traitement adapté peut être appliqué très tôt afin de limiter les risques d'évolution défavorable.

Les traumatismes

Toute luxation de hanche d'origine traumatique (choc violent, accidents divers...) peut se compliquer d'arthrose car les lésions du cartilage qui l'accompagnent ne se réparent pas. Les fractures du cotyle sont également source de coxarthrose.

Une fracture du col du fémur peut aussi être responsable d'une arthrose de la hanche, surtout si elle s'accompagne d'une atteinte des vaisseaux sanguins qui irriguent la tête du fémur. En effet, un défaut de vascularisation de celle-ci induit une destruction de l'os, appelée nécrose de la tête fémorale, et se complique ensuite d'arthrose.

Le surmenage mécanique

Un certain nombre de facteurs favorisent l'arthrose de hanche.

• Le surpoids et l'obésité entraînent une destruction précoce du cartilage, ce qui ne peut que vous conforter dans votre désir de perdre du poids si vous avez des kilos en trop.

• Le surmenage physique au cours de certains sports (judo, football, rugby, tennis, basket, course de haies, course de longue distance et danse), pratiqués de façon intensive à l'adolescence et à l'âge adulte, favorise l'apparition de l'arthrose des hanches. Il ne s'agit pas de les déconseiller formellement, mais il faut savoir que plus l'activité physique est soutenue, dans le cadre par exemple de sports professionnels, plus le risque est important. On a ainsi défini une échelle à partir d'un risque relatif estimé (RRE), et différentes études élaborées à partir de cette échelle montrent que les sportifs de haut niveau sont plus particulièrement exposés à l'apparition de lésions arthrosiques. Il existe néanmoins une susceptibilité individuelle très variable qui est dépendante de facteurs héréditaires.

• Le surmenage professionnel des articulations est fréquent, par exemple chez les agriculteurs. Mais il faut au moins dix ans d'hypersollicitation articulaire, incluant notamment le port de lourdes charges, pour favoriser l'arthrose coxo-fémorale. Ce n'est donc pas le fait d'être agriculteur qui est un facteur de risque, mais la sollicitation excessive de la hanche. C'est pourquoi d'autres professions, comme celle de manutentionnaire, sont aussi concernées. Heureusement, la mise au point de nouvelles technologies limite la pénibilité de nombreux travaux manuels.

• Une différence de longueur des membres inférieurs de plus de trois centimètres déséquilibre la répartition des charges au niveau de l'articulation et favorise également l'arthrose de hanche.

La coxarthrose peut aussi s'intégrer dans le cadre d'une arthrose dite primitive, sans cause identifiée, ou dans celle d'une arthrose généralisée qui atteint plusieurs articulations.

Les signes radiologiques

Habituellement, les radiographies simples sont suffisantes pour poser le diagnostic de coxarthrose. Trois clichés sont demandés : le bassin de face debout et un profil de chaque hanche. Ils permettent de bien visualiser l'articulation. Sur son compte rendu, le médecin radiologue commentera les 4 signes caractéristiques et leur importance :

- le pincement de l'interligne entre les deux structures que sont la tête du fémur et le cotyle, véritable témoin de la destruction du cartilage ;
- les ostéophytes : ils apparaissent parfois précocement dans cette localisation arthrosique ;
- la condensation osseuse : elle est présente dans les zones d'hyperpression ;
- les géodes : elles sont surtout observées dans les formes évoluées.

L'échographie peut être utile pour révéler un épanchement difficile à mettre en évidence par le seul examen de la hanche, car il s'agit d'une articulation profonde.

L'évolution

L'arthrose de la hanche demeure longtemps compatible avec la marche, mais les difficultés apparaissent petit à petit dans les gestes de la vie quotidienne comme se lever d'un siège, enjamber un obstacle... La coxarthrose empire avec le temps en l'absence de mesure correctrice et s'aggrave quand il faut s'accroupir, se relever, mettre ses chaussures, monter ou descendre les escaliers. Le périmètre de marche diminue, et l'usage d'une canne dans les formes évoluées s'impose. Il n'est pas rare non plus qu'il y ait des difficultés dans la vie sexuelle. Tous les mouvements peuvent se trouver limités. Une rééducation spécifique permet d'éviter, dans la majorité des cas, une déformation de l'articulation.

En fait, l'évolution de la coxarthrose est très variable et reste surtout imprévisible. Entre des formes qui évoluent de façon lente pendant plusieurs années et celles qui sont très rapidement destructrices, tous les cas de figure intermédiaires existent.

TESTEZ-VOUS

L'indice de Lequesne est un test qui permet une évaluation des douleurs et de la gêne que vous ressentez du fait de votre coxarthrose. Les médecins l'emploient souvent. Il est très simple d'utilisation ; aussi, nous vous suggérons de le remplir vous-même régulièrement.

Coxarthrose
Indice de Lequesne

LA DOULEUR OU GÊNE

• *La nuit ?*

Non	0
Seulement en remuant ou selon la posture	1
Même immobile (pas de bonne position)	2

• *Lors du dérouillage matinal ?*

Moins d'une minute	0
Pendant 1 à 15 min	1
Pendant plus de 15 min	2

• *Lors de la station debout ou s'il faut piétiner une demi-heure ?*

Non	0
Oui	1

• *Lorsque vous marchez ?*

Non	0
Seulement après une certaine distance	1
Très rapidement et de façon croissante	2

• *Votre hanche vous gêne-t-elle lorsque vous restez assis longtemps (2 heures) et avant de vous relever ?*

Non	0
Oui	1

PÉRIMÈTRE DE MARCHE MAXIMAL

Aucune limitation	0
Limité mais supérieur à 1 km	1
Environ 1 km (environ 15 min)	2
500 à 900 m (environ 8 à 15 min)	3
300 à 500 m	4
100 à 300 m	5
Moins de 100 m	6
Une canne ou une béquille nécessaire	+ 1
Deux cannes ou deux béquilles nécessaires	+ 2

DIFFICULTÉS DANS LA VIE QUOTIDIENNE*

Mettre vos chaussures par-devant	0 à 2
Ramasser un objet à terre	0 à 2
Monter ou descendre un étage	0 à 2
Sortir d'une voiture ou d'un fauteuil profond	0 à 2

SCORE OBTENU

Supérieur à 14 : gêne extrême
De 11 à 13 : gêne très importante
De 8 à 10 : gêne importante
De 5 à 7 : gêne moyenne
De 1 à 4 : gêne minime

** Cotation : Pas de difficulté 0 ; Difficulté minime 0,5 ; Moyenne 1 ; Grande 1,5 ; Impossible 2*

Conduite à tenir

Dans la vie quotidienne

Il est nécessaire de **réduire toutes les contraintes** sur l'articulation atteinte.

En cas d'excès pondéral, maigrir est indispensable, **car le surpoids génère une hyperpression** au niveau des cartilages de cette articulation. Un kilogramme en trop sur la balance équivaut à 4 kilogrammes de plus sur les hanches à chaque pas. Le surpoids ne peut qu'aggraver l'arthrose. D'autre part, si un jour une intervention chirurgicale s'avère nécessaire, il faudra auparavant perdre du poids.

Pour transporter de lourdes charges aidez-vous d'une **poussette**, et d'un Caddie pour faire vos courses. N'utilisez que des valises et sacs à roulettes lorsque vous voyagez. **N'hésitez pas à demander l'aide** d'une tierce personne pour déplacer des objets lourds.

Évitez les sièges trop bas et trop profonds et préférez les sièges plutôt hauts.

Évitez la station debout prolongée. Faites vos courses en dehors des heures de forte affluence et ne partez pas en vacances les jours classés « rouges » ou « noirs », si vous utilisez les transports en commun.

Évitez de trop vous pencher en avant pour lacer vos chaussures et choisissez des attaches de type Velcro. Pour ramasser un objet au sol, servez-vous d'une pince de préhension adaptée.

Si vous jugez opportun de vous aider d'une **canne** pour diminuer les pressions sur la hanche douloureuse, tenez-la toujours du **côté opposé** à l'articulation que vous voulez soulager. En effet, le transfert de la majeure partie du poids se fait naturellement du côté de la canne.

Gymnastique et activités physiques

La gymnastique est un élément essentiel du traitement. Il s'agit d'une autorééducation. Elle permet de conserver à l'articulation de la hanche une bonne mobilité et d'éviter les contractures musculaires. Parmi les mouvements qui peuvent être faits, privilégiez le matin la flexion de la jambe sur le corps, allongé sur le lit, l'autre jambe pendante. Vous pouvez également vous asseoir à califourchon sur une chaise, dossier devant vous, et écarter les cuisses, pieds vers l'extérieur. La simple posture à plat ventre permet également d'éviter les attitudes déformantes (20 minutes par jour). Le fait de s'asseoir en tailleur, les plantes des pieds se faisant face, aide également à assouplir les muscles.

D'autres **activités physiques** sont recommandées, au premier rang desquelles la marche ; même si elle est de courte durée, elle doit être régulière, de préférence quotidienne ; choisissez un terrain non accidenté. La natation, le cyclisme, sous forme de cyclotourisme ou de vélo d'appartement, sont à favoriser. Lorsque vous pédalez, vos jambes doivent être en extension complète : veillez à ce que votre selle soit suffisamment haute.

Kinésithérapie

La rééducation active chez un kinésithérapeute permet de limiter la fonte musculaire et entretient l'articulation afin qu'elle ne s'enraidisse pas. La tonification musculaire avant une intervention chirurgicale est aussi très bénéfique.

Chirurgie

En cas de coxarthrose évoluée et très douloureuse et dans les formes à destruction rapide la chirurgie est souvent nécessaire en dehors de ses contre-indications (certaines maladies cardiaques...). Est alors posée une prothèse « totale » de hanche (partie haute du fémur et cotyle des os du bassin). La durée de vie des prothèses classiques est de 15 à 20 ans, mais, pour les nouvelles, elle est plus longue. Le moment de la mise en place d'une prothèse totale de hanche ne dépend pas des signes radiologiques mais de l'intensité de la douleur et de la gêne fonctionnelle ressenties malgré les différents traitements (rééducation, médicaments...). Il s'agit d'un acte actuellement bien codifié qui ne doit pas effrayer.

Si une prothèse de hanche a été posée, 4 précautions essentielles sont à prendre :

- **ne pas croiser les jambes en position assise,**
- **ne jamais s'asseoir sur un siège trop bas,**
- **ne pas se lever jambes tendues,**
- **ne pas recevoir de piqûre du côté de la hanche opérée (risque infectieux).**

Les activités physiques décrites ci-dessus peuvent être pratiquées avec une prothèse : marche en terrain plat, natation, vélo avec selle suffisamment haute. La date de la reprise des activités physiques après une intervention chirurgicale dépend de l'avis du chirurgien.

La chirurgie correctrice, par opposition à la chirurgie curatrice, a pour but de réaxer l'articulation afin d'assurer une meilleure congruence articulaire en cas de déformation.

Médicaments et traitements alternatifs

Ils ont toute leur place dans l'arsenal thérapeutique destiné à lutter contre la coxarthrose, et sont décrits en détail aux chapitres II et III, et récapitulés p. 228.

Conseils à suivre en cas d'arthrose de la hanche

<u>Il faut :</u>
– Maigrir en cas d'obésité ou de surpoids.
– Éviter la position debout, s'asseoir dès qu'il n'est pas indispensable d'être debout.
– Utiliser la canne, du côté opposé à l'arthrose, pour réduire le poids du corps sur la hanche malade.
– Pratiquer le vélo et/ou la natation, la gymnastique et la marche quotidienne (petite distance, terrain plat).
– Entretenir les muscles des cuisses.
– Se mettre à plat ventre 20 minutes/jour (posture).
– Choisir un bon siège, un bon lit dont la hauteur soit adaptée (pas trop bas).
– Être chaussé correctement, avec des semelles antidérapantes.

<u>Il faudrait :</u>
– Demander une carte « station debout pénible » ou un éventuel reclassement professionnel à la Cotorep (possible en cas d'invalidité très importante).
– Surélever les sièges et la cuvette des W-C par un dispositif simple disponible dans les magasins spécialisés.
– Adapter la baignoire (pour limiter l'enjambement du bord de la baignoire).
– Ne pas hésiter à utiliser transitoirement 2 béquilles, afin de décharger complètement la hanche atteinte, en cas de poussée inflammatoire importante (la guérison sera bien plus rapide).
– Enfin, déterminer avec votre médecin le bon moment pour la mise en place de la prothèse.

<u>Il ne faut pas :</u>
– Prendre des kilos superflus.
– Marcher trop longtemps, surtout en terrain accidenté ou en montée.

– Prendre les escaliers (préférer l'ascenseur ou l'escalator).
– Rester longtemps debout ou piétiner et porter de lourdes charges.
– Pratiquer le tennis, ni les sports collectifs (accélérations soudaines).
– Mettre une prothèse trop tôt, ni attendre trop longtemps.

L'arthrose du genou, ou gonarthrose

Trois fois plus fréquente que la coxarthrose, l'arthrose du genou est de loin la cause la plus courante des douleurs du genou après 50 ans et touche surtout les femmes.

La douleur

Elle varie en fonction de la localisation arthrosique du genou ; elle est calmée par le repos, en dehors des épisodes de poussées. Dans deux cas sur trois, l'arthrose touche les deux genoux : on dit que la gonarthrose est bilatérale – ce qui peut la rendre invalidante.

On distingue 3 localisations possibles d'arthrose du genou, qui entraînent sur le plan pratique des conduites spécifiques. Le genou comporte en effet 3 secteurs articulaires, ou compartiments comme l'indique le schéma :

- Le compartiment fémoro-patellaire, entre la partie inférieure du fémur et la rotule (schéma 2, page suivante).
- Le compartiment fémoro-tibial interne, entre le fémur et la partie interne du tibia.
- Le compartiment fémoro-tibial externe, entre le fémur et la partie externe du tibia (schéma 3, page suivante).

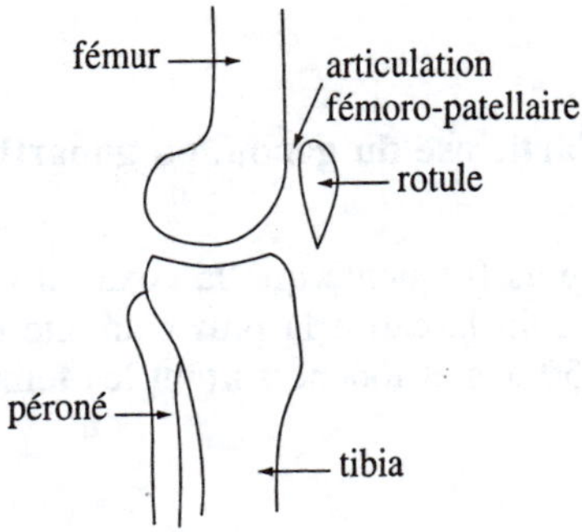

Schéma 2 : Genou de profil

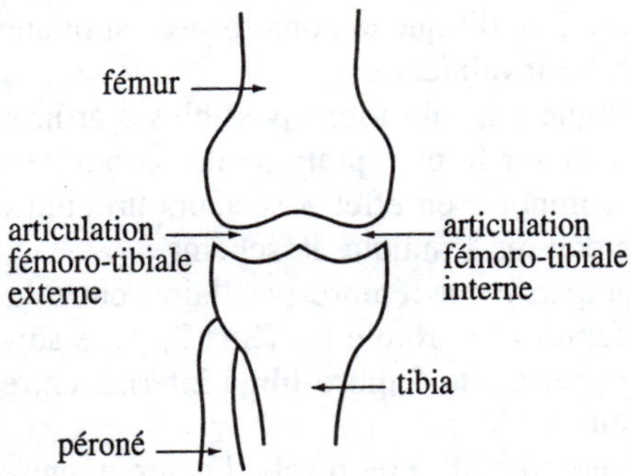

(la rotule, non représentée, se situe en avant du fémur et du tibia)

Schéma 3 : Genou de face

Sur le dessus du tibia, appelé aussi plateau tibial, sont posés deux ménisques. Ils assurent une meilleure congruence de l'articulation et sont déformables. Ils sont fragiles et peuvent s'abîmer, se fissurer, se rompre, à la suite d'un choc ou d'un faux mouvement violent.

L'arthrose du genou la plus fréquente touche l'articulation fémoro-tibiale interne. L'atteinte peut aussi être bicompartimentale (fémoro-tibiale interne et/ou fémoro-tibiale externe et/ou fémoro-patellaire). Il arrive plus rarement que l'arthrose se localise au niveau des trois ensembles articulaires. Ce sont les différents types de douleurs qui permettent d'évoquer la localisation de la gonarthrose.

Dans l'arthrose fémoro-patellaire, la douleur est antérieure, au niveau de la rotule. Elle est perceptible, au début, à la descente ou à la montée des escaliers, à la marche en terrain accidenté. Elle peut ne se manifester que dans les positions accroupie ou agenouillée. Elle peut aussi survenir en position assise prolongée obligeant à allonger la jambe. Lorsqu'il y a une souffrance du cartilage rotulien, elle apparaît également lorsque le médecin provoque une mobilisation latérale de la rotule : il s'agit du « syndrome rotulien ». On perçoit alors le signe du « rabot », impression tactile et auditive de crépitation qui indique une irrégularité et une usure des cartilages.

Dans l'arthrose fémoro-tibiale, la douleur survient le plus souvent de manière très progressive, même si le début peut être soudain et marqué par un épanchement de synovie. Dans la plupart des cas elle est localisée : interne quand c'est le compartiment interne qui est atteint, externe quand c'est le compartiment externe. L'irradiation douloureuse vers le bas, dans la jambe, est fréquente. La douleur mécanique se manifeste, au début, lors de la marche en terrain accidenté, au passage de la position assise à la position debout. Une sensation de dérobement du genou est souvent ressentie en cas de fonte musculaire importante. Lorsque le volume de l'articulation augmente, cela peut être lié :

- à un épanchement intra-articulaire qu'il est nécessaire de ponctionner et d'analyser, au moins lors du premier épisode ;
- à une hypertrophie des bourrelets graisseux, appelés panicules adipeux, situés à la face interne du genou ;
- à une hypertrophie osseuse dans les cas évolués.

La gêne ou la douleur qui est parfois ressentie à l'arrière du genou, dans le creux, peut résulter de la présence d'une collection liquidienne – un kyste – dénommé « kyste poplité ». Il se forme à partir d'une communication entre l'articulation et une poche appelée bourse séreuse. Généralement il est visible et palpable, mais, dans les formes modérées, l'échographie du genou aide au diagnostic. Il peut aussi ne se révéler que lors de sa rupture, qui se traduit notamment par une douleur au mollet. Dans l'arthrose fémoro-tibiale, la flexion du genou est en général peu diminuée, mais toute perte de l'extension doit alerter et orienter vers une rééducation intensive. Il s'agit d'éviter l'apparition du flessum, une attitude anormale du genou qui reste en semi-flexion. Si celle-ci devient permanente – et elle peut le devenir en l'absence de prise en charge adaptée – le handicap est manifeste et peut être très invalidant.

Dans certaines formes d'arthrose du genou, on constate un relâchement des ligaments. Il en résulte des mouvements latéraux du genou anormaux nécessitant une rééducation spécifique et, éventuellement, le port d'une genouillère.

Les causes les plus fréquentes

Le surmenage mécanique

• Comme dans l'arthrose de la hanche, mais c'est encore plus vrai pour l'arthrose du genou, le surpoids, l'obésité ont un impact négatif dans l'apparition et le devenir de la maladie. Ils entraînent souvent une atteinte des trois compartiments à cause de l'hyperpression qui s'exerce sur l'articulation.

• Certains sports sont aussi « à haut risque » lorsqu'ils sont pratiqués de façon très intensive et sur une longue période à l'adolescence et à l'âge adulte. Le football, le rugby, le ski ou le tennis peuvent déclencher une arthrose avant 50 ans. Les professions qui requièrent une hypersollicitation des genoux, des flexions, des accroupissements répétés avec port de lourdes charges, des agenouillements prolongés, entrent dans le même cadre.

Les malformations

• Les anomalies morphologiques congénitales des genoux, comme les dysplasies fémoro-patellaires, peuvent être source d'arthrose d'apparition précoce.

• Les déformations des membres inférieurs qui se traduisent par des jambes arquées (*genu varum*) ou des jambes en X (*genu valgum*) augmentent les contraintes sur l'un des compartiments et favorisent l'arthrose.

Les traumatismes

• Les chocs ayant lésé le cartilage : fractures articulaires, contusions, luxations, sont fréquemment à l'origine de la gonarthrose.

• L'ablation chirurgicale des ménisques du genou se complique d'arthrose dans 50 % des cas dans un délai de 5 à 20 ans. C'est pourquoi, en cas de lésion, la chirurgie, si elle est nécessaire, est de plus en plus « conservatrice » : seule la partie atteinte du ménisque est enlevée.

• Les entorses avec rupture ligamentaire du genou dont sont parfois victimes les sportifs peuvent générer une instabilité du genou qui est source d'arthrose. Elle apparaît généralement après un délai de 10 à 15 ans.

Les signes radiologiques

Les radiographies permettent de préciser la topographie de l'arthrose et de juger de sa gravité. Celle de face, debout, peut être normale en début d'évolution, d'où l'intérêt de celle dite « en schuss » (flexion de 30 degrés), qui permet de mieux visualiser le cartilage dans son ensemble. Des radiographies de profil de chacun des deux genoux peuvent aussi être prescrites.

Le radiologue mentionnera sur son compte rendu le degré de pincement de l'interligne entre le fémur et le tibia (à la partie interne ou externe de l'articulation), l'importance de la condensation du plateau tibial, des ostéophytes, du déplacement de la rotule.

L'ÉVOLUTION

Elle dépend du degré de sollicitation de l'articulation et du bagage génétique de chaque personne.

L'arthrose fémoro-patellaire n'est généralement responsable que de troubles modérés et intermittents, avec des périodes d'indolence souvent longues. Si elle reste isolée, l'impotence est faible et n'entraîne qu'un handicap modéré. La gêne n'apparaît, le plus souvent, que dans la montée ou la descente des escaliers, lors de la flexion du genou.

Il en va tout autrement de l'arthrose fémoro-tibiale, qui peut devenir invalidante, surtout en cas d'arthrose fémoro-tibiale interne évoluée. Elle est moins bien tolérée que l'externe, et son devenir est variable selon les individus. Le plus souvent, les difficultés de marche menant à l'impotence évoluent sur plusieurs années, mais, heureusement, le processus arthrosique peut être freiné par une prise en charge adaptée. Le pronostic est bien sûr plus favorable chez le sujet maigre, sans déviation de l'axe de l'articulation, que chez le sujet obèse qui présente des déformations.

TESTEZ-VOUS

Comme pour la coxarthrose, l'indice de Lequesne va vous permettre d'évaluer les douleurs et la gêne que vous ressentez du fait de votre gonarthrose.

Gonarthrose
Indice de Lequesne

LA DOULEUR OU GÊNE

• *La nuit ?*

Non	0
Seulement en remuant ou selon la posture	1
Même immobile (pas de bonne position)	2

• *Lors du dérouillage matinal ?*

Moins d'une minute	0
Pendant 1 à 15 min	1
Pendant plus de 15 min	2

• *Lors de la station debout ou s'il faut piétiner une demi-heure ?*

Non	0
Oui	1

• *Lorsque vous marchez ?*
(Ne pas tenir compte d'1 ou 2 minutes de dérouillage initial)

Non	0
Seulement après une certaine distance	1
Très rapidement et de façon croissante	2

• *Pour vous relever d'un siège sans l'aide des bras ?*

Non	0
Oui	1

PÉRIMÈTRE DE MARCHE MAXIMAL

Aucune limitation	0
Limité mais supérieur à 1 km	1
Environ 1 km (environ 15 min)	2
500 à 900 m (environ 8 à 15 min)	3
300 à 500 m	4
100 à 300 m	5
Moins de 100 m	6
Une canne ou une béquille nécessaire	+ 1
Deux cannes ou deux béquilles nécessaires	+ 2

DIFFICULTÉS DANS LA VIE QUOTIDIENNE*

Monter un étage	0 à 2
Descendre un étage	0 à 2
Vous accroupir	0 à 2
Marcher en terrain irrégulier	0 à 2

SCORE OBTENU

Supérieur à 14 : gêne extrême
De 11 à 13 : gêne très importante
De 8 à 10 : gêne importante
De 5 à 7 : gêne moyenne
De 1 à 4 : gêne minime

** Cotation : Pas de difficulté 0 ; Difficulté minime 0,5 ; Moyenne 1 ; Grande 1,5 ; Impossible 2*

CONDUITE À TENIR

Dans la vie quotidienne

La perte de poids fait partie intégrante du traitement. Il s'agit d'une mesure efficace qui permet de diminuer la douleur en réduisant la pression exercée sur l'articulation. Comme pour la hanche, chaque kilogramme en trop induit une hyperpression de 4 kilos supplémentaires au niveau du genou au moment de la marche.

Une genouillère (orthèse) peut venir au secours de la gonarthrose. Simple, elle donne la sensation d'un meilleur maintien du genou ; renforcée sur les côtés ou munie d'éléments articulés, elle le stabilise. Certaines, à visée correctrice, aident à limiter le processus de déformation lorsqu'il apparaît, surtout en cas de gonarthrose fémoro-tibiale interne. Elles sont appelées « attelles de valgisation ». Les attelles d'immobilisation complète du genou sont réservées aux poussées congestives importantes en cas d'arthrose fémoro-patellaire. Elles sont prescrites lorsqu'on souhaite mettre l'articulation au repos et empêcher la flexion de manière momentanée.

Le port d'une canne peut être nécessaire pour soulager l'articulation du genou. On l'utilise toujours, comme dans la coxarthrose, du côté controlatéral à l'atteinte.

Pour réduire les contraintes sur l'articulation, il faut éviter :
- **les stations debout prolongées ;**
- **de s'accroupir et de s'agenouiller ;**
- **le port de charges trop lourdes ;**
- **les chaussures à talon haut.**

Le port de **semelles épaisses** dans les chaussures permet d'absorber l'onde de choc que provoque la marche sur terrain dur et qui, en se transmettant au genou, peut aggraver l'atteinte articulaire. Certaines semelles correctrices ont également une action sur les déformations du genou liées à l'arthrose.

Gymnastique et activités physiques

La gymnastique est une autorééducation qui vise à limiter l'enraidissement de l'articulation et à maintenir un bon état musculaire. Voici quelques exercices possibles pour muscler le quadriceps (avant de la cuisse) : en position assise, tendre la jambe à l'horizontale en redressant le pied, la maintenir dans cette position environ 10 secondes, relâcher et recommencer plusieurs fois l'exercice (10 à 20 fois de chaque côté en cas d'arthrose bilatérale). Un autre exercice de posture très simple consiste, en étant assis sur une chaise, à poser le pied sur un tabouret, à la même hauteur, pendant 2 fois 15 minutes par jour. L'extension permet de limiter l'enraidissement articulaire. Il est aussi possible de se mettre à plat ventre sur un lit, jambes en extension et dépassant le bord du lit. Enfin, debout, jambes tendues, pieds écartés et pointes tournées en dedans, fléchir lentement les genoux jusqu'à ce qu'ils se touchent ; rester dans cette position environ 5 secondes ; tendre lentement les genoux pour revenir à la position initiale (20 fois matin et soir pendant 1 mois). Cet exercice a pour but de muscler la partie interne du muscle antérieur de la jambe et donc de recentrer la rotule (arthrose fémoro-patellaire).

La marche journalière sur terrain plat et la natation sont à privilégier. Évitez les terrains irréguliers et accidentés. Les activités physiques doivent se faire sur une articulation « sèche », c'est-à-dire sans épanchement, donc en dehors des poussées congestives, périodes où le genou est gonflé, rouge, chaud et douloureux et où les contraintes doivent être minimales.

Kinésithérapie

La rééducation sous la surveillance d'un kinésithérapeute est essentielle, car elle permet de maintenir l'amplitude des articulations et de renforcer les muscles de la jambe. Cette rééducation s'effectue en fonction de la localisation de l'atteinte arthrosique. Ainsi, le travail de certains muscles permet de recentrer la rotule, qui a tendance à dévier en cas d'arthrose fémoro-patellaire ; il permet aussi de stimuler d'autres groupes de muscles du genou dans l'arthrose fémorotibiale afin d'éviter une pression trop importante sur les compartiments du genou. Cette rééducation se fait toujours de façon progressive et ne doit pas être douloureuse.

Chirurgie

L'injection intra-articulaire d'acide hyaluronique a toute sa place dans le traitement de l'arthrose du genou. Ce produit visqueux (p. 110) sert d'« amortisseur ». L'injection, qui se fait en deux fois, est particulièrement indiquée en cas d'échec ou de contre-indication des traitements médicamenteux. Ce traitement n'est jamais appliqué en cas d'épanchement important, c'est-à-dire de poussée inflammatoire. Des mesures d'asepsie rigoureuses sont indispensables pour éviter l'introduction d'un germe dans l'articulation, mais cette intervention peut être réalisée par un rhumatologue dans son cabinet.

La ponction d'un kyste synovial volumineux et gênant est possible. On utilise un gros trocart pour évacuer le liquide visqueux. Les récidives sont malheureusement fréquentes.

La mise en place d'une prothèse dépend du degré d'évolution de l'arthrose et des déformations du genou et des jambes. Elle peut être unicompartimentale ou intéresser, au contraire, l'ensemble du genou.

La chirurgie correctrice de réaxation est parfois proposée si l'arthrose n'est pas trop évoluée, mais il s'agit d'une intervention « lourde » puisqu'on enlève un bout d'os en coin pour réaxer l'articulation.

L'arthroscopie permet un lavage articulaire et des gestes curatifs mineurs.

La synoviorthèse (p. 111) est parfois indiquée lorsque les épanchements sont chroniques et que les autres traitements ne réussissent pas à les juguler. Avant d'avoir recours à cette solution, il est d'usage de proposer une infiltration du genou avec un corticoïde très puissant comme l'Hexatrione®.

Médicaments et traitements alternatifs

Ils sont décrits en détail aux chapitres II et III du présent ouvrage, et récapitulés p. 228.

Conseils à suivre en cas d'arthrose du genou fémoro-tibiale

Il faut :

– Perdre du poids en cas d'obésité ou de surpoids.
– Continuer à marcher, mais sur des distances limitées, régulièrement et lentement.
– Utiliser la canne du côté opposé à l'arthrose, comme pour la hanche, en cas de nécessité.
– Pratiquer la natation, la gymnastique.
– Garder la jambe étendue 20 minutes par jour pour éviter une rétraction des tendons.
– Se muscler (en particulier le quadriceps).
– Demander un éventuel reclassement professionnel (Cotorep) ou une carte « station debout pénible » (possible uniquement en cas d'arthrose très invalidante) pour les personnes en activité professionnelle.
– Être bien chaussé.

Il ne faut pas :

– Grossir.
– Monter ou descendre les escaliers inutilement.
– Marcher trop longtemps avec une douleur.
– Rester debout quand c'est inutile.
– Pratiquer le footing, surtout sur terrain dur (route, allée cimentée...).

Conseils à suivre
en cas d'arthrose du genou fémoro-patellaire

Il faut :

– Pratiquer la marche régulièrement.
– Effectuer au moins une fois par jour les mouvements de renforcement des muscles.

Il faut éviter :

– Les accroupissements répétés ou prolongés.
– La descente ou la montée des escaliers sans l'aide d'une rampe.
– La course à pied ou la marche en terrain accidenté.
– La bicyclette en montée en danseuse.
– Les longues marches, descentes en montagne sans préparation.
– De rester trop longtemps sans étendre le genou (cinéma, télévision).

L'arthrose de la cheville et du pied

L'arthrose de la cheville

Le pied assure une fonction statique et de stabilisation du corps bien évidente. Toute déformation a donc un retentissement important. L'arthrose de la cheville survient fréquemment lorsque des contraintes mécaniques fortes ont été subies ou lors de traumatismes tels que contusions, entorses ou fractures. Cette arthrose concerne donc surtout les footballeurs et les danseurs de haut niveau. Dans une moindre mesure, le tennis et les sports collectifs de compétition favorisent également son apparition. Plus les sollicitations articulaires sont nombreuses, plus les risques de développer la maladie sont importants. Le pied est constitué de 26 os ; l'arthrose du pied touche principalement le gros orteil et le cou-de-pied.

Les signes radiologiques de l'arthrose de la cheville peuvent être observés sur de simples clichés faits debout, de face et de profil, et qui seront comparés au côté sain.

Les traitements habituels de l'arthrose suffisent à la contrôler, mais il arrive, dans des cas exceptionnels, face à l'intensité de la douleur et à une destruction cartilagineuse majeure, qu'il soit nécessaire de bloquer l'articulation chirurgicalement par une technique appelée arthrodèse. Cette intervention est devenue rare aujourd'hui grâce au progrès des différentes thérapeutiques médicales et alternatives. Sur le plan chirurgical, il est aussi possible de mettre en place une prothèse de cheville : c'est un acte délicat qui doit être pratiqué par un chirurgien expérimenté.

Insistons sur l'aspect préventif, qui peut-être vous concerne : il faut traiter rigoureusement toutes les entorses, même bénignes. Négligées, elles peuvent faire le lit de l'arthrose, surtout si le cartilage a été fortement lésé – ce qui ne peut être déterminé *a priori*. Trop souvent, en effet, on a tendance à ne pas prendre suffisamment en considération une lésion ligamentaire et articulaire si elle ne perturbe pas trop l'activité quotidienne. C'est une erreur. Toute entorse doit être vue par un médecin et une bonne immobilisation, appelée contention, est le seul gage d'une guérison satisfaisante.

L'arthrose du pied

Arthrose du gros orteil

Deux types de lésions existent. Soit il s'agit d'une arthrose simple, sans déformation sensible, entre la première phalange du gros orteil du pied et le métatarse : on parle alors d'*hallux rigidus*. L'articulation est enraidie et les mouvements de l'orteil sont réduits et douloureux, notamment à la marche.

Ou bien il s'agit d'une déformation du gros orteil (*hallux valgus*) appelée aussi « oignon ». Cette atteinte est plus fréquente chez les femmes et est souvent héréditaire. Elle se manifeste par des désaxations importantes, parfois spectaculaires.

Les radiographies simples permettent de visualiser les os de l'orteil, les pincements articulaires, et d'évaluer la densité osseuse et le degré d'ostéophytose.

Une intervention chirurgicale est rarement nécessaire, sauf dans les formes sévères, c'est-à-dire très douloureuses, ou pour des raisons esthétiques lorsqu'il y une déformation majeure.

Arthrose du cou-de-pied

Elle est souvent handicapante à cause des douleurs qu'elle provoque. Certaines déformations du pied, comme le pied creux, peuvent majorer l'atteinte arthrosique, mais ce sont surtout les différents traumatismes subis qui favorisent l'apparition de l'arthrose à ce niveau. Les sportifs qui utilisent leurs pieds de façon intensive (footballeurs, danseurs) sont les plus exposés.

Les radiographies de face et de profil permettent d'analyser de façon précise les lésions du pied, d'évaluer le degré d'arthrose et d'adapter le traitement.

Le port de semelles spécialement conçues permet souvent d'améliorer la situation.

CONDUITE À TENIR

Dans la vie quotidienne

La perte de poids permet de diminuer la charge que supportent les pieds et limite l'impact des déformations.

Des semelles adaptées souples et des **chaussures suffisamment amples** limitent l'évolution et la gêne. Les orteils doivent bouger librement, surtout en cas de déformation. Le talon ne doit pas faire plus de 3 centimètres de haut.

Gymnastique et activités physiques

Les activités physiques qui induisent une sollicitation importante de la cheville et du pied ne sont bien sûr pas indiquées. En revanche, la natation et le cyclotourisme peuvent être pratiqués sans inconvénient si l'arthrose de la cheville n'est pas trop évoluée. La marche régulière sur terrain plat doit être encouragée. L'arthrose du pied ne doit en aucun cas vous pousser à la sédentarité.

Kinésithérapie

La rééducation conduite par un kinésithérapeute assure, dans les atteintes de la cheville, la conservation de la mobilité.

Chirurgie

Le traitement chirurgical de l'*hallux valgus* au niveau du pied, dans sa forme évoluée et douloureuse, a pour but de réaxer l'articulation afin d'induire un soulagement.

Médicaments et traitements alternatifs

Ils peuvent vous soulager également en cas d'arthrose de la cheville et du pied. Voir *supra* chapitres II et III, ainsi que le récapitulatif de la p. 228.

L'arthrose des doigts

Fréquente après 50 ans, l'arthrose des doigts concerne surtout les femmes. Nombreuses sont celles qui présentent des nodules indurés, témoins d'une atteinte arthrosique, au niveau des articulations situées entre les phalanges. En général, lorsque le processus arthrosique s'installe. les deux mains sont touchées.

La douleur

Le premier motif de consultation est, le plus souvent, l'apparition de ces tuméfactions dures. Elles ne sont pas systématiquement accompagnées de douleurs. Lorsque les articulations les plus éloignées de la paume de la main sont touchées, on parle de « nodosités d'Heberden » ; elles touchent essentiellement l'index et le médium. Insidieusement, en quelques années, tous les doigts peuvent être atteints, et petit à petit des tuméfactions sur les articulations plus proches de la paume de la main, ou « nodosités de Bouchard », apparaissent.

Le souci esthétique, les douleurs, la peur d'avoir un « rhumatisme déformant » sont au premier plan des préoccupations. En fait, cette localisation de l'arthrose engendre très rarement un handicap important, surtout si le pouce n'est pas touché (voir p. 213).

L'évolution se fait par poussées, comme dans tout phénomène arthrosique, et les douleurs sont le plus souvent d'intensité modérée. Elles peuvent néanmoins être très vives et aiguës, avec des signes inflammatoires locaux sévères (rougeur et chaleur) chez certaines personnes. Des engourdissements sont également fréquemment décrits.

L'articulation devient avec le temps le siège d'une déformation et, dans les formes évoluées, une flexion permanente de la dernière phalange et des déviations latérales des doigts peuvent être observées. Elles limitent la préhension d'objets fins et surtout les mouvements de force avec les mains. Les douleurs, lorsqu'elles sont présentes, finissent par disparaître au bout d'un certain temps, quand les déformations se sont fixées.

Le diagnostic d'arthrose des doigts ne pose pas de problème. Il est déterminé par l'aspect des nodosités et des déformations. L'absence d'atteinte des autres os de la main – qui ne sont qu'exceptionnellement touchés par l'arthrose – permet d'éliminer facilement une polyarthrite rhumatoïde (p. 36), dont les conséquences sont plus redoutables.

Les causes les plus fréquentes

L'origine génétique est mise en avant à propos de l'apparition de l'arthrose des mains. Les facteurs environnementaux, notamment le surmenage articulaire, ne doivent cependant pas être sous-estimés. Les facteurs hormonaux sont plus discutables. L'arthrose des doigts peut soit être isolée, soit s'inscrire dans le cadre de lésions touchant d'autres articulations, en particulier la hanche.

Les signes radiologiques

Ceux de l'arthrose des doigts sont ceux, classiques, de l'arthrose en général : pincement de l'interligne, production d'ostéophytes plus ou moins volumineux, condensation osseuse et géodes.

L'évolution

Elle est généralement bénigne, surtout si vous évitez les efforts intenses et le surmenage articulaire (préhension avec torsion...). En quelques années, dans 90 % des cas, les déformations sont fixées et les articulations ne font plus souffrir. Si vous ressentez actuellement des douleurs au niveau des mains, restez optimiste : elles vont diminuer. Un traitement adapté peut aussi vous soulager.

TESTEZ-VOUS

Dans quelques cas assez rares, l'arthrose des doigts est plus « érosive ». Vous pouvez évaluer votre gêne grâce à l'indice de Dreiser.

Arthrose digitale
Indice de Dreiser

	Oui = 0 **Non = 1**
• **Pouvez-vous tourner une clé dans une serrure ?**	
• **Pouvez-vous couper de la viande avec un couteau ?**	
• **Pouvez-vous couper du tissu ou du papier avec une paire de ciseaux ?**	
• **Pouvez-vous soulever une bouteille pleine avec la main ?**	
• **Pouvez-vous fermer le poing complètement ?**	
• **Pouvez-vous faire un nœud ?**	
• **Pouvez-vous coudre et/ou visser ?**	
• **Pouvez-vous boutonner un vêtement ?**	
• **Pouvez-vous écrire longtemps sans interruption ?**	
• **Acceptez-vous sans réticence qu'on vous serre la main ?**	
SCORE TOTAL	

Score supérieur à 3 : gêne très importante
De 2 à 3 : gêne importante
De 1 à 2 : gêne modérée

CONDUITE À TENIR

Gymnastique et activités physiques

Une gymnastique douce des doigts, dès le matin, permet un dérouillage. Vous pouvez vous aider d'une **balle en mousse** ; mettez-la dans la paume de la main et contractez vos doigts en la pressant, éventuellement sous l'eau tiède du robinet. Ces mouvements de serrement et desserrement sont à effectuer quelques dizaines de fois, par jour avec des pauses.

Toutes les activités physiques sont en principe possibles. Toutefois, si votre arthrose de la main est trop sévère, il vous faudra peut-être renoncer au golf et au tir à l'arc.

Kinésithérapie

La rééducation, en cas d'arthrose de la main, fait essentiellement appel à l'ergothérapie, qui utilise des techniques spécifiques ralentissant l'évolution vers le handicap.

La confection d'une orthèse (attelle moulée en plastique), particulièrement utile lors des poussées, permet de limiter les déformations. Elle peut être portée la nuit et pour pratiquer certaines activités manuelles.

Médicaments et traitements alternatifs

Ils sont décrits en détail aux chapitres II et III du présent ouvrage, et résumés p. 228 pour ce qui concerne les membres.

L'arthrose du pouce, ou rhizarthrose

L'arthrose la plus fréquente à la main est celle du pouce. Elle est nettement plus invalidante que l'arthrose des autres doigts, car elle limite plus sévèrement la préhension des objets. Elle entraîne, dans les formes évoluées, une réduction des activités et une certaine maladresse quand il s'agit d'effectuer des gestes précis. Elle touche surtout la racine du pouce, au niveau de l'articulation dite trapézo-métacarpienne.

La douleur

Elle se situe au bord externe du poignet et apparaît à la mobilisation du pouce ; elle est d'intensité variable. Cette forme d'arthrose est nettement plus fréquente chez la femme (9 cas sur 10) et survient après la cinquantaine. Elle est bilatérale 3 fois sur 4 et est plus évoluée au niveau du pouce le plus sollicité, c'est-à-dire le droit pour les droitiers.

Différentes déformations sont possibles selon le stade évolutif. Dans les formes avancées, lorsque les muscles s'atrophient et que les parties molles de la main se rétractent, on peut observer des désaxations : soit le pouce se replie dans la paume de la main, soit il prend la forme d'un Z.

Les signes radiologiques

La radiographie permet de confirmer le diagnostic dans les formes débutantes. Les deux mains et les deux poignets de face sont posés sur la même plaque. Le radiologue qui commentera vos clichés décrira trois stades évolutifs :

- l'amincissement isolé de l'interligne ;

• la disparition de l'interligne, avec présence de géodes et de condensation ;

• la présence d'ostéophytes, de subluxation du premier métacarpien.

Comme souvent dans l'arthrose, même si les signes radiologiques sont très évolués, des déformations importantes peuvent n'entraîner que des douleurs modérées. À l'inverse, certaines rhizarthroses mineures sur le plan radiologique ont parfois un retentissement douloureux et fonctionnel important.

L'ÉVOLUTION

En général, en quelques années, on assiste à une stabilisation de l'arthrose et la douleur disparaît. Cependant, une rhizarthrose sur dix reste douloureuse après dix ans d'évolution et une sur trois aboutit à une désaxation de l'articulation avec subluxation (entre le métacarpe et la première phalange du pouce).

CONDUITE À TENIR

Dans la vie quotidienne

Les actes quotidiens et les travaux manuels peuvent se révéler difficiles à effectuer. Il est parfois nécessaire d'investir dans des couverts à manche plus gros, que l'on saisira sans peine. De même, on peut modifier les poignées de portes, faire installer des robinets à levier, etc.

Il est nécessaire de **réduire les contraintes** articulaires. Évitez :

• les positions qui entraînent une déviation axiale des mains (ouvrir un bocal bien fermé, dévisser un objet...) ;

• de porter de lourdes charges. Utilisez les sacs et valises à roulettes ;

• la préhension d'objets trop fins, le laçage, le boutonnage. Choisissez des chaussures et des vêtements équipés de Velcro.

Gymnastique et activités physiques

Une gymnastique douce des doigts, dès le matin, permet un dérouillage ; on peut s'aider d'une **balle en mousse** : comme pour l'arthrose des autres doigts de la main, prenez-la dans la paume de la main et contractez les doigts. Les mouvements de serrement sont à effectuer quelques dizaines de fois par jour avec des pauses.

Toutes les activités physiques sont *a priori* possibles. À vous de choisir, en fonction de l'évolution de votre arthrose de la main, celles dont vous êtes capable.

Kinésithérapie

La rééducation, comme en cas d'arthrose des autres doigts, recourt surtout à l'ergothérapie.

Le port d'une orthèse, en l'occurrence une attelle moulée en plastique destinée à maintenir le pouce en abduction (écartement et élévation) lors des poussées, permet de limiter les déformations. Elle est portée essentiellement la nuit.

Chirurgie

Les interventions chirurgicales sont rares et ont généré de nombreuses complications, notamment lors de la mise en place de prothèses qui actuellement ne sont pas au point. Dans certaines situations d'arthrose très douloureuse, une arthrodèse peut être réalisée au niveau du pouce ; il s'agit d'un blocage chirurgical de l'articulation ; cette indication est rarissime.

Médicaments et traitements alternatifs

Leurs indications générales en cas d'arthrose s'appliquent également à la rhizarthrose. Voir *supra* chapitres 2 et 3, et le résumé de la p. 228 concernant les membres.

Conseils à suivre en cas d'arthrose du pouce

Il faut :
- Se passer les mains sous l'eau tiède le matin, en mobilisant lentement les doigts.
- Prendre quelques minutes de repos, régulièrement, lorsque vous effectuez un travail manuel, surtout s'il est minutieux ou de force.
- Adapter votre matériel à votre handicap : gros stylos, outils munis de manche d'un diamètre suffisant, etc., mais légers et pratiques.
- Utiliser tous les doigts, même lorsque l'activité serait possible avec la seule pince pouce-index.
- Utiliser la paume de la main pour effectuer certains gestes utilisant habituellement le pouce (par exemple pour pousser).

Il ne faut pas :
- Porter les objets lourds « à bout de bras » (plateaux, sacs), mais faire porter la charge sur les avant-bras.
- Poursuivre un travail manuel si la douleur apparaît.
- Travailler dans l'humidité et le froid.
- Sous-estimer la maladresse de vos gestes liée à l'arthrose.

L'arthrose du poignet

La douleur

L'arthrose du poignet se manifeste, comme toute arthrose, par des douleurs mécaniques et un enraidissement progressif. Ici, c'est la flexion-extension qui peut être contrariée, et entraîner une gêne dans la vie quotidienne ou lors d'un travail manuel.

Les causes les plus fréquentes

Beaucoup plus rare que celle des doigts de la main, l'arthrose du poignet est le plus souvent secondaire à des lésions osseuses et articulaires : fracture du radius, des os du poignet (carpe et en particulier scaphoïde), entorse, luxation du poignet.

Elle peut aussi survenir à la suite de microtraumatismes répétés : mouvements violents et surutilisation des poignets sur le plan professionnel ou sportif. Elle prédomine généralement sur la main la plus sollicitée.

Les signes radiologiques

Les radiographies comparatives des mains, centrées sur les poignets de face et de profil, montrent essentiellement une diminution de l'interligne entre les os du carpe, avec une condensation périphérique. Les ostéophytes sont rarement développés.

CONDUITE À TENIR

Dans la vie quotidienne

Tous les **mouvements excessifs de torsion doivent être évités**.

Gymnastique et activités physiques

Une autorééducation faite **d'exercices réguliers de flexion-extension** permet de maintenir une bonne mobilité de l'articulation et de limiter son enraidissement. Ils doivent rester indolores et être pratiqués par séries de 20, 2 fois par jour.

Kinésithérapie

C'est essentiellement à l'ergothérapie que recourt la rééducation en cas d'arthrose du poignet.

Médicaments et traitements alternatifs

Vous trouverez aux chapitres II et III, du présent ouvrage toutes les informations pouvant vous être utiles dans ce domaine, et un récapitulatif p. 228.

L'arthrose du coude

L'arthrose du coude est peu fréquente et rarement invalidante, car les mouvements qui accompagnent la préhension sont peu contrariés.

La douleur

Elle est habituellement modérée. On observe le plus souvent un enraidissement progressif mais limité des mouvements, surtout de flexion-extension du bras. La perte de l'extension est le signe le plus significatif, les mouvements de rotation restant généralement subnormaux.

Les causes les plus fréquentes

L'arthrose du coude est fréquemment secondaire à une fracture articulaire, à une luxation ou à un surmenage professionnel. Elle est reconnue comme maladie professionnelle chez certaines personnes qui utilisent des machines vibrantes telles que le marteau-piqueur. Chez le sportif adepte de javelot, de tennis, de sports de combat, l'arthrose du coude peut se développer si les articulations ont été trop sollicitées. Elle s'intègre parfois dans le cadre d'une maladie arthrosique généralisée.

Les signes radiologiques

Des radiographies comparatives de face et de profil des coudes en demi-flexion permettent d'analyser le degré d'atteinte arthrosique. Le pincement est global entre l'humérus et le cubitus et entre l'humérus et le radius. Une calcification de l'insertion du triceps ainsi que des structures ostéocartilagineuses (ostéochondromes) peuvent s'associer aux classiques ostéophytes. Ils sont souvent volumineux. Un scanner peut être utile avant une intervention chirurgicale destinée à enlever un élément calcifié trop important. Il précise la topographie des lésions.

L'ÉVOLUTION

Des signes de compression d'un nerf, le cubital, peuvent apparaître secondairement au développement d'ostéophytes. Ils se manifestent par des fourmillements dans le petit doigt et l'annulaire.

CONDUITE À TENIR

Dans la vie quotidienne

Il faut, pour réduire les contraintes articulaires, éviter de soulever avec le bras de lourdes charges, et **éviter les mouvements de rotation** forcée.

Gymnastique et activités physiques

Les activités physiques ne doivent pas générer une sollicitation trop intense de l'articulation. Le tennis, le golf seront proscrits. Il faut néanmoins éviter un enraidissement du coude pour ne pas perdre l'extension complète du bras vers l'avant. Les mouvements à effectuer pour entretenir cette articulation sont donc ceux de **flexion-extension**, qui doivent être réalisés quotidiennement à raison d'au moins 2 séries de 20.

Médicaments et traitements alternatifs

Ils sont décrits en détail aux chapitres II et III du présent ouvrage, et résumés p. 228.

Conseils à suivre en cas d'arthrose du coude

Il faut :
– Économiser vos mouvements du coude et vous aider avec l'autre membre.
– Demander un éventuel reclassement professionnel (Cotorep).

Il ne faut pas :
– Réaliser des mouvements extrêmes.

L’arthrose de l’épaule

L’épaule est une articulation suspendue, ne travaillant pas en charge ; c’est pourquoi la fréquence de l’arthrose y est faible. Lorsqu’elle existe, trois localisations sont possibles. Au niveau de l’articulation mobile, entre l’humérus et l’omoplate, on parle d’omarthrose. Au niveau des articulations fixes, entre la clavicule et l’omoplate, on parle d’arthrose acromio-claviculaire ; entre la clavicule et le sternum, d’arthrose sterno-claviculaire.

Du fait de l’extrême mobilité de l’épaule, le surmenage fonctionnel se manifeste surtout par des atteintes des structures entourant l’articulation, par exemple les tendons. Ainsi, neuf fois sur dix, une épaule douloureuse est liée à une « périarthrite ». Ce sont des lésions non articulaires. Il peut s’agir :

- d’une tendinite simple accompagnée de douleurs modérées ;
- d’une rupture partielle des tendons qui entourent l’épaule (coiffe des rotateurs) avec pseudo-paralysie et qui peut se compliquer secondairement d’arthrose ;
- d’une rétractation de la capsule qui recouvre l’articulation. On parle alors de rétraction capsulaire, l’épaule étant dite « gelée ». S’y associe parfois une déminéralisation osseuse localisée (algodystrophie) avec augmentation de la chaleur locale et douleurs. Ces atteintes sont le plus souvent secondaires à un traumatisme tel que fracture, luxation ou même simple contusion...

L'omarthrose

Elle est rarement d'apparition spontanée – c'est dire qu'elle est pratiquement toujours secondaire. Elle atteint surtout les hommes.

La douleur

La douleur ainsi que l'enraidissement s'installent en général progressivement et gênent petit à petit les mouvements. L'écartement et l'élévation du bras – abduction – ainsi que la rotation externe sont les gestes les plus précocement diminués ; cela peut entraîner une gêne dans la vie quotidienne, par exemple au moment de la toilette ou pour se coiffer. Une pression au niveau de la tête de l'humérus génère une douleur, et des craquements sont possibles. La fonte musculaire ne s'installe heureusement que dans les formes évoluées.

Les causes les plus fréquentes

Une luxation ou une subluxation de l'épaule mal corrigée fait le lit de l'arthrose, de même que toutes les lésions articulaires. En effet, les affections de l'épaule qui modifient les rapports entre la tête humérale et la cavité de l'omoplate sont susceptibles, à long terme, d'évoluer vers une omarthrose. Elles sont soit acquises (arthrite infectieuse, chondrocalcinose, ostéonécrose aseptique de la tête humérale, traumatismes...), soit congénitales (déformations de la tête humérale). La cavité de l'omoplate qui reçoit la tête de l'humérus est dite glénoïde ; elle contient un bourrelet composé de fibrocartilage. Il a le même rôle que les ménisques du genou, c'est-à-dire qu'il assure une bonne congruence articulaire. Les surmenages professionnels ou sportifs sont souvent mis en cause dans les atteintes du cartilage et du fibrocartilage : travaux dans le bâtiment, sport de lancer... Cependant, la raison la plus fréquente d'arthrose de l'épaule est la rupture de tendon, qui entraîne une ascension de l'humérus et modifie les rapports articulaires. Elle peut être due à une simple chute sur l'épaule.

LES SIGNES RADIOLOGIQUES

Sur les radiographies comparatives des deux épaules de face, les premiers signes visibles d'arthrose sont les ostéophytes en éperon ou « en goutte » du pôle inférieur de la tête de l'humérus. Apparaissent ensuite le pincement de l'interligne articulaire, puis la condensation des berges et les géodes osseuses. La présence de calcifications (opaques aux radiographies) au niveau des tendons évoque la périarthrite. Elle est qualifiée, sur les comptes rendus radiologiques, de « périarthrite scapulo-humérale ».

Face à une épaule douloureuse, et en cas de difficulté diagnostique ou d'évaluation de l'ensemble des lésions, un bilan radiologique plus complet est demandé. On associe en général un scanner à une arthrographie (injection de produits de contraste dans l'articulation) : il s'agit d'un arthroscanner. L'IRM est aussi utilisée pour aider au diagnostic en l'absence de calcification sur les radiographies standard. Elle permet de faire un bilan précis des lésions articulaires, et de bien évaluer le type d'atteinte en déterminant ce qui revient ou non à l'arthrose.

L'ÉVOLUTION

L'évolution des lésions arthrosiques pures est généralement lente. Cependant, on rencontre chez certains hommes de plus de 65 ans – plus rarement chez les femmes – des arthropathies destructrices rapides de l'épaule. Celles-ci entraînent une érosion de la tête de l'humérus en quelques mois à peine. Les douleurs sont intenses et l'enraidissement important et invalidant. Il faut agir vite pour tenter de limiter l'impact de la destruction par les moyens médicamenteux disponibles. Mais il arrive que la mise en place d'une prothèse totale soit indispensable. D'importants progrès ont été faits ces dernières années dans la chirurgie prothétique de l'épaule ; la rééducation postopératoire reste cependant toujours longue.

L'arthrose acromio-claviculaire

Elle est plus fréquente que l'omarthrose, mais, peu douloureuse, elle est le plus souvent négligée. En effet, cette articulation située entre la clavicule et une saillie de l'omoplate, l'acromion, est fixe. La douleur siège à la partie antérieure de l'épaule ; elle est diffuse et n'apparaît, au début, que lors de certains gestes, par exemple lorsqu'on croise les bras. La palpation par le médecin de l'espace entre la clavicule et l'acromion de l'omoplate déclenche une douleur vive. L'articulation peut aussi augmenter de volume.

Ce type d'arthrose est surtout lié aux efforts de soulèvement et au port de charges lourdes sur les deux épaules. Des atteintes tendineuses à répétition de l'épaule favorisent également son apparition. Les radiographies centrées sur l'articulation et des incidences spécifiques confirment le diagnostic.

L'arthrose sterno-claviculaire

Elle est presque constante à partir de 50 ans. Latente, elle entraîne rarement des douleurs. Elle prédomine chez les hommes et a très peu de conséquences. Si une douleur se déclare dans cette région, d'autres diagnostics doivent être évoqués, au premier rang desquels une possible angine de poitrine, voire un infarctus du myocarde débutant, ou encore une embolie pulmonaire.

CONDUITE À TENIR

Dans la vie quotidienne

Il ne faut pas trop solliciter cette articulation, et éviter **de lever les bras pour effectuer des efforts ainsi que de porter de lourdes charges.**

Gymnastique et activités physiques

La gymnastique matinale quotidienne, avec des mouvements de rotation, permet d'assurer un dérouillage de l'épaule et maintient la mobilité de l'articulation. Elle doit rester indolore.

Les autres activités physiques ne doivent pas entraîner une surcharge de travail trop importante pour l'articulation. Seront donc proscrits le tennis, les sports de lancer, l'haltérophilie et la natation.

Kinésithérapie

La rééducation chez le kinésithérapeute est essentielle ; elle permet un renforcement des muscles et une augmentation de l'amplitude des mouvements. Vous apprendrez quels sont les mouvements possibles et ceux qui sont déconseillés. En cas de rupture de tendons, il faut compenser la faiblesse des muscles déficients par la tonification d'autres muscles.

Chirurgie

Elle a de rares indications. La mise en place d'une prothèse se justifie particulièrement dans les formes à destruction rapide.

Médicaments et traitements alternatifs

Ils ne peuvent qu'être bénéfiques dans cette forme d'arthrose. Pour en savoir plus, reportez-vous aux chapitres II et III du présent ouvrage, et/ou au récapitulatif de la p. 228.

Conseils à suivre en cas d'arthrose de l'épaule

Il faut :
– Aménager votre intérieur de façon à ne pas être obligé de lever les bras (placards bas, etc.)
– Garder les coudes au corps lorsque vous portez les aliments à la bouche.
– Utiliser une voiture à direction assistée, si possible munie d'une boîte de vitesses automatique.
– Prendre une aide-ménagère pour certains travaux (vitres, etc.) ou requérir l'aide de votre conjoint.

Il ne faut pas :
– Dormir dans une position qui augmente les risques de douleur (pas sur le ventre, bras levés).
– Mobiliser votre épaule dès le matin par des mouvements amples ; pour vous habiller, par exemple, sollicitez plutôt le membre non atteint.
– Porter des objets lourds (utilisez plutôt un chariot).
– Pratiquer la natation (l'aquagym adaptée ne pose pas de problème).
– Effectuer les mouvements douloureux ; adaptez votre activité en gardant le plus souvent possible les coudes au corps.

MÉDICAMENTS ET TRAITEMENTS ALTERNATIFS EN CAS D'ARTHROSE DES MEMBRES

Médicaments

Leur usage, après avis de votre médecin, est fonction de l'importance de l'atteinte. Ils sont communs à la plupart des localisations.

• Les antidouleur, ou antalgiques, sont proposés en cas de douleur mécanique modérée et peuvent être utilisés occasionnellement avant un effort inhabituel. Le paracétamol suffit, en général, à la dose de 3 grammes par jour en 3 fois, mais on peut augmenter la posologie à 4 grammes par jour pendant une durée déterminée. Les prises doivent être bien réparties sur 24 heures.

• Les anti-inflammatoires non stéroïdiens (AINS) sont utilisés, en cas de poussée congestive, pendant environ 8 à 15 jours en fonction du degré de l'inflammation. L'association d'antalgiques et d'AINS permet de limiter la consommation de ces derniers. L'application d'un gel anti-inflammatoire peut vous soulager, surtout si la douleur touche une articulation peu profonde. La mise en place d'un pansement occlusif augmente son efficacité s'il s'agit d'un gel utilisable sous cette forme (p. 106).

• Les infiltrations de corticoïdes sont parfois nécessaires dans les affections très douloureuses et particulièrement inflammatoires. Elles font aussi couramment suite, dans l'arthrose du genou, à une ponction évacuatrice destinée à éliminer les morceaux de cartilage et les enzymes sécrétées par la synoviale (qui risquent de détruire le cartilage).

• Les antiarthrosiques de fond tels que la chondroïtine sulfate, la diacerhéine... (p. 99 et suivantes) sont utiles dans le traitement de l'arthrose. L'association de chondroïtine sulfate avec la glutamine fait partie des possibilités thérapeutiques.

Traitements alternatifs

• En homéopathie, il est souvent préconisé de prendre en alternance, 3 fois par jour : Causticum 5 CH, Colocynthis 5 CH, Phosphorus 5 CH. Ce traitement doit être adapté à votre terrain par un médecin homéopathe.

• En phytothérapie, les plantes qui permettent de soulager la douleur sont essentiellement la reine-des-prés, l'harpagophytum, le cassis, le frêne et le saule. Les méthodes d'utilisation des plantes sont développées dans le chapitre sur les traitements alternatifs (p. 47).

• Les autres traitements alternatifs, comme par exemple l'acupuncture, apportent à nombre de personnes souffrant d'arthrose un réel soulagement. Ces techniques, pour être efficaces, doivent être appliquées par des praticiens bien entraînés.

L'arthrose de la colonne vertébrale

Vingt-quatre vertèbres empilées forment la colonne vertébrale, appelée aussi rachis, et permettent sa mobilité. On la décompose en trois grandes parties (schéma 4) :

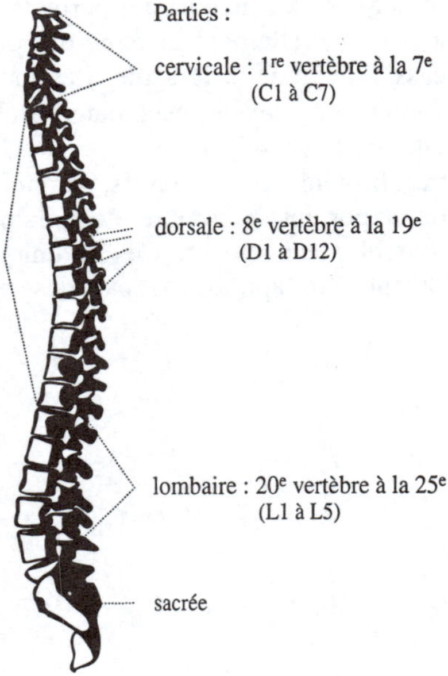

Schéma 4 : Différentes parties de la colonne vertébrale ou rachis

• la partie cervicale, composée de 7 vertèbres (numérotées de C1 à C7) ; les deux premières sont appelées atlas et axis. Elles assurent le maintien et les mouvements de la tête (rotation, flexion, extension) ;

• la partie dorsale, composée de 12 vertèbres (numérotées de D1 à D12). Elle est solidaire de la cage thoracique et représente la partie la moins mobile, et donc la moins vulnérable, de la colonne vertébrale ;

• la partie lombaire, composée de 5 vertèbres (numérotées de L1 à L5). Elle est formée des vertèbres les plus massives qui soutiennent l'ensemble.

Vient ensuite le sacrum ; il est constitué de 5 pièces soudées et enclavées entre les deux os du bassin et se termine par le coccyx, vestige de la queue des mammifères.

L'ensemble des vertèbres forme, avec les disques intervertébraux, les ligaments et les muscles paravertébraux les engainant, une unité fonctionnelle qui permet le maintien du corps et assure à la fois souplesse et mobilité au tronc.

Nous vous proposons une description, agrémentée de schémas, qui devrait vous aider à appréhender le mécanisme de vos douleurs du rachis en cas d'arthrose. Sur le plan anatomique, les vertèbres sont unies entre elles grâce à 3 articulations formant un trépied (schéma 5) :

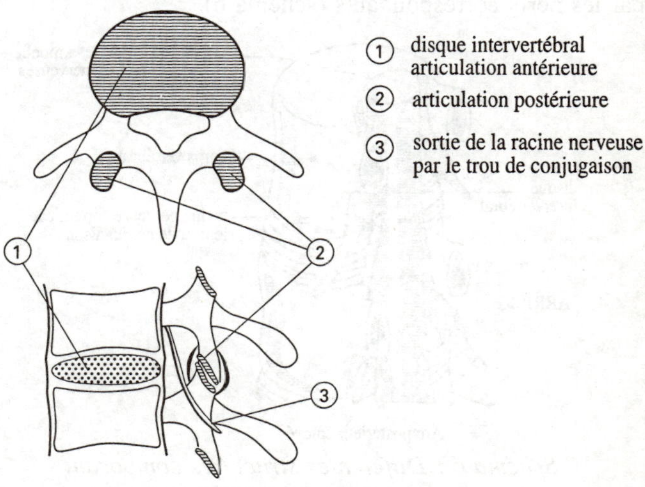

Schéma 5 : Vertèbres de profil

« L'articulation » antérieure est une structure qui relie les deux corps des vertèbres par l'intermédiaire d'un disque. Celui-ci est formé d'un anneau fibreux et d'une sorte de galette centrale de gélatine. Le disque joue le rôle d'amortisseur et de charnière, et, lorsque l'anneau fibreux est détérioré, la partie centrale peut sortir, ce qui provoque une hernie discale.

Deux articulations symétriques, situées à l'arrière (interapophysaires postérieures), unissent les arcs postérieurs des vertèbres. Leur empilement délimite le canal rachidien, qui contient la structure nerveuse qu'est la moelle épinière. Elle se termine au niveau de la deuxième lombaire. Les nerfs rachidiens sortent latéralement à chaque étage de la colonne vertébrale par des « trous de conjugaison ». Ceux-ci peuvent se rétrécir en cas d'arthrose, ce qui entraîne des compressions mécaniques des nerfs. Il en résulte des douleurs et des troubles de la sensibilité sur certaines parties du corps, et parfois des difficultés motrices pour la contraction des muscles innervés par les nerfs correspondants (schéma 6).

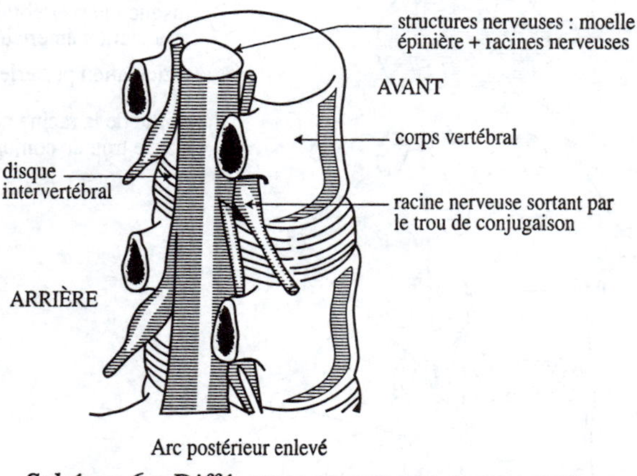

Schéma 6 : Différentes structures composant la colonne vertébrale de 3/4 postérieur (partie postérieure enlevée)

La rachiarthrose, ou arthrose du rachis, est un terme un peu ambigu puisqu'il regroupe toutes les manifestations dégénératives de la colonne vertébrale, celles du disque et celles des articulations postérieures. Ce sont les deux localisations possibles de l'arthrose au niveau des vertèbres.

Il serait certes excessif de parler d'arthrose devant un simple aplatissement discal, mais toute dégénérescence du disque aboutit à plus ou moins long terme à une « discarthrose ». Celle-ci apparaît généralement plusieurs années après la dégradation du disque. Parfois, elle est secondaire à une hernie discale. L'inverse se rencontre aussi, puisqu'un disque endommagé peut se compliquer d'une hernie et, au niveau du rachis lombaire, provoquer sciatiques ou cruralgies.

Au niveau, des articulations postérieures, l'arthrose génère une diminution de la mobilité de la colonne vertébrale. On parle d'arthrose « rachidienne postérieure » ou d'arthrose « interapophysaire postérieure », termes que vous avez dû lire sur vos comptes rendus radiographiques si vous êtes atteint d'une arthrose de ce type.

Le médecin doit différencier les formes d'arthroses. Les lésions dégénératives du disque et celles des articulations postérieures entraînent en effet des complications et des traitements différents.

Il faut savoir que les signes radiologiques d'arthrose vertébrale sont présents à partir d'un certain âge, sans qu'ils soient pour autant accompagnés de douleurs. L'arthrose vertébrale est très banale, et son rôle, lorsqu'on recherche l'origine d'une douleur du rachis, ne peut être retenu qu'après avoir éliminé toutes les autres causes.

L'arthrose cervicale

On considère qu'après 45 ans les signes radiologiques d'arthrose cervicale sont constants. La très grande mobilité et la permanente sollicitation du cou sont, en effet, responsables de lésions des disques intervertébraux. Comme dans tout processus arthrosique, il n'y a pas de parallélisme entre l'importance des lésions observées sur les radiographies et l'intensité des douleurs ; vous pouvez avoir une arthrose très évoluée sur le plan radiologique mais peu ou pas douloureuse et, à l'inverse, avoir des lésions mineures très douloureuses.

La douleur

Dans l'arthrose cervicale, la douleur est due essentiellement à des contractures musculaires, et toute tension nerveuse peut l'aggraver. Plusieurs manifestations sont possibles :

• Douleur cervicale aiguë avec torticolis : elle s'installe assez soudainement, elle est accompagnée d'une intense contracture musculaire qui limite, voire interdit, tout mouvement de la tête. La crise est généralement résolue en quelques jours, mais elle peut récidiver. Un traitement adapté limite son impact.

• Douleur cervicale sans torticolis : elle se situe à la partie basse du cou. Elle est souvent latéralisée et est augmentée ou provoquée par certains mouvements du cou. Elle irradie volontiers vers le dos, entre les omoplates et sur les épaules.

• Douleur cervicale chronique : elle est augmentée par la fatigue, en fin de journée, et aggravée par les longs trajets en voiture et les efforts en extension. Le matin, quelques mouvements circulaires de la tête sont recommandés pour assurer le dérouillage. La douleur siège dans la nuque et irradie souvent vers l'omoplate, l'épaule ou l'occiput. Elle est accompagnée d'un enraidissement plus ou moins important du cou.

Les complications

Maux de tête, vertiges, instabilité, troubles visuels subjectifs et bourdonnements d'oreille peuvent se rencontrer en cas d'arthrose cervicale. Ces signes d'intensité très variable sont connus depuis longtemps, ils portent le nom de syndrome de Barré-Liéou. Leur origine n'est pas clairement identifiée. En effet, plusieurs causes peuvent s'imbriquer pour l'expliquer : compression des artères postérieures irriguant le cerveau, atteinte des organes de l'équilibre... Un bilan neurologique est indispensable car, si ces signes orientent le diagnostic vers une atteinte arthrosique cervicale, à l'inverse, toute manifestation de ce type n'est pas nécessairement liée à un processus arthrosique, mais peut être secondaire à des lésions neurologiques.

C'est la description du trajet des douleurs au niveau des bras qui permet au médecin de repérer la racine nerveuse comprimée (il s'agit le plus souvent d'une atteinte des racines C6 ou C7). Les signes de compression sont, au début, de simples fourmillements et engourdissements, puis de véritables douleurs qui, parfois, sont très aiguës ou s'expriment sous une forme lancinante et rebelle. On parle dans certains cas de « névralgies cervico-brachiales ». Elles peuvent être pénibles et s'installer si aucun traitement énergique n'est rapidement mis en place. Des irradiations douloureuses atypiques, en particulier thoraciques, surviennent parfois. On rencontre en revanche rarement des signes tels qu'une perte de la sensibilité ou un déficit moteur. Toute apparition de ce type de trouble est considérée comme une urgence et doit vous inciter à appeler très rapidement votre médecin.

La compression des structures nerveuses peut être liée à un rétrécissement des trous de conjugaison dû aux ostéophytes (lorsque ceux-ci sont importants), mais aussi parfois à la protrusion du disque intervertébral. La douleur ainsi provoquée n'est pas d'une intensité telle qu'elle puisse vous réveiller la nuit. Si c'était le cas, le diagnostic devrait s'orienter vers la recherche d'une autre cause compressive.

Heureusement fort rare, la « myélopathie cervicarthrosique » est une complication sévère de la cervicarthrose. Elle se manifeste par des troubles de la sensibilité qui deviennent de plus en plus prononcés. En quelques mois ou quelques années, on peut assister à une aggravation notable.

Les signes radiologiques

Les radiographies de face et de profil sont nécessaires au diagnostic de l'arthrose cervicale, celles de trois quarts permettant de visualiser les trous de conjugaison. Dans l'arthrose évoluée, ils sont rétrécis et leur forme est modifiée ; on parle de « trous de serrure ». En cas de protrusion d'un disque intervertébral, sa mise en évidence est surtout visible au scanner, et beaucoup plus rarement sur les radiographies standard.

Voici le type de compte rendu que vous pouvez lire en cas d'arthrose cervicale ; sachez le décrypter : « Discarthrose, avec une condensation des plateaux vertébraux et nombreux ostéophytes [cela indique une arthrose antérieure déjà avancée]. Image festonnée visible sur la radiographie de face [il existe aussi une arthrose articulaire postérieure]. Le cliché de profil montre une anomalie de la statique cervicale avec perte de la lordose physiologique [une raideur musculaire est présente]. » Peut s'ensuivre une description des radiographies de trois quarts.

Un bilan radiologique plus approfondi (scanner, IRM) est rarement nécessaire dans les formes habituelles d'arthrose cervicale.

La partie la plus haute du rachis se situe entre l'occiput, à la base du crâne, et la première vertèbre du rachis cervical, ou atlas. Cette localisation arthrosique est beaucoup trop sous-estimée ; elle est pourtant responsable de nombreuses douleurs de la base du crâne et de maux de tête souvent intenses et d'évolution longue. La prise en charge doit être précoce pour que le traitement soit efficace ; aussi, au moindre doute, face à ce type de douleur, prenez rapidement l'avis de votre médecin.

Les radiographies de face permettent de poser le diagnostic. Centrées sur C1-C2, bouche ouverte, elles montrent un pincement articulaire et une condensation nette.

Conduite à tenir

Dans la vie quotidienne

Il est nécessaire d'éviter les mouvements qui pourraient déséquilibrer le rachis cervical. La position dans laquelle vous dormez est aussi tout à fait essentielle. Évitez d'être à plat ventre, car la tête est alors en rotation forcée. L'idéal est de dormir sur le dos, la tête dans le prolongement du tronc, avec un **oreiller peu volumineux**. Le fait de dormir sur le côté ne pose pas de problème particulier.

Gymnastique et activités physiques

Comme dans toute atteinte du rachis, il faut exclure toutes les activités physiques unilatérales telles que le tennis. La natation de type **dos crawlé** est la meilleure des rééducations possibles, puisqu'elle évite l'hypercourbure du cou présente lors de la brasse. Néanmoins, la **brasse indienne** (sur le côté) est également à favoriser, ainsi que les nages que vous pouvez pratiquer la tête dans l'eau et/ou muni d'un tuba.

Si vous aimez le cyclisme, choisissez un vélo de type « ville » sur lequel vous pouvez vous tenir droit, sans avoir à redresser la tête, contrairement au vélo de course et au VTT.

S'il faut apprendre à bien relaxer vos muscles du cou, il faut aussi les renforcer. Non pas en faisant des mouvements de balancier de droite à gauche et de haut en bas, mais plutôt des exercices de contraction des muscles, sans déplacement de la tête : mains jointes en arrière de votre tête, résistez avec la tête à la poussée de vos mains vers l'avant. Faites cet exercice plusieurs fois (comptez jusqu'à 10 et relâchez, une dizaine de fois). L'utilisation d'une serviette que vous passez en arrière de votre tête est une version différente du même exercice.

Kinésithérapie

La rééducation chez un kinésithérapeute se fait sous forme de massages doux et de physiothérapie. En cas de douleurs rachidiennes aiguës, il faut éviter de mobiliser le rachis. Traction et manipulation cervicale donnent parfois des résultats en dehors des poussées inflammatoires de l'arthrose, si celle-ci n'est pas trop évoluée ; encore faut-il qu'elles soient réalisées par un praticien particulièrement bien entraîné.

Le port d'un collier cervical souple est préconisé en phase aiguë : il supporte la tête et réduit considérablement la tension musculaire, source de douleur. Il empêche aussi d'effectuer certains mouvements cervicaux douloureux. Son port doit être confortable. Il est conseillé de le mettre en place dès les premiers signes de contracture et de douleur. Vous pouvez en réaliser un vous-même, en pliant un journal et en le recouvrant d'un foulard, si une crise se produit à l'improviste, par exemple pendant un voyage. Le port de la minerve rigide est réservé aux névralgies cervico-brachiales sévères (p. 235) qui ne cèdent pas rapidement. Une réévaluation du diagnostic initial d'arthrose s'impose également ; elle devra s'appuyer sur un bilan radiologique poussé (scanner, IRM).

Médicaments

L'antalgique le plus souvent choisi est le paracétamol, à raison de 3 ou 4 grammes par jour, à répartir en plusieurs prises dans la journée.

Les anti-inflammatoires sont souvent nécessaires. En cas de névralgies cervico-brachiales secondaires à l'arthrose et très douloureuses, la cortisone par voie orale peut être proposée. L'inflammation de l'un des nerfs qui sortent du trou de conjugaison au niveau du rachis doit être traitée vigoureusement si l'on veut éviter l'installation de douleurs, l'engourdissement et les fourmillements.

Il existe souvent, parallèlement, des contractures musculaires douloureuses qui nécessitent l'usage de décontracturants. Le traitement doit durer une quinzaine de jours.

Attention, toute douleur du rachis cervical ne doit pas être prise pour une douleur arthrosique, surtout s'il y a des réveils nocturnes. Ne faites pas d'autodiagnostic, l'avis d'un médecin est toujours indispensable.

Les infiltrations peuvent être utiles en cas d'échec des traitements classiques dans les névralgies cervico-brachiales. Elles donnent parfois de bons résultats, à condition d'être réalisées par des praticiens aguerris, et à l'hôpital.

Les antiarthrosiques de fond, ou antiarthrosiques symptomatiques à action lente, ont aussi toute leur place dans le traitement de l'arthrose cervicale.

Traitements alternatifs

Les mésothérapeutes préconisent l'usage de décontracturants de type Coltramyl® ou Miorel® (associés à de la mésocaïne ou de la procaïne), pour limiter l'impact des contractures musculaires et des douleurs.

L'homéopathie et la phytothérapie préconisées sont identiques à celles qui vous sont proposées en cas d'arthrose lombaire (p. 250).

Conseils à suivre en cas d'arthrose cervicale

Il faut :

- Choisir un bon oreiller, ni trop gros ni trop plat, pour éviter une mauvaise position lorsque vous dormez. Dans tous les cas, l'oreiller doit être mou pour épouser la courbure de votre cou. Les traversins durs qui cassent la nuque sont à proscrire.
- Dormir à plat sur le dos ou sur le côté. Il est possible de caler une serviette de toilette roulée en boudin sous la courbure de la nuque. Vous pouvez également utiliser les coussins ergonomiques vendus dans les magasins spécialisés, à condition qu'ils soient adaptés à votre morphologie ; n'hésitez pas à les essayer avant l'achat.
- Éviter de dormir à plat ventre.
- Immobiliser le cou pendant quelques jours par un collier cervical souple en cas de crise aiguë, mais aussi dès que vous ressentez des contractures musculaires si vous êtes sujet à une arthrose chronique.
- Utiliser la chaleur sous toutes ses formes (bain, bouillotte).
- Éviter, en position assise, d'avoir le dos penché en avant (rehaussez votre table de lecture). Évitez de trop basculer la tête en arrière. Ayez un fauteuil de lecture avec repose-tête.
- En voiture, éviter les positions de la tête en arrière : la nuque doit reposer sur l'appui-tête.

Il ne faut pas :

- Faire des mouvements brusques, extrêmes, notamment en conduisant.
- Oublier les exercices d'échauffement avant de pratiquer votre activité physique favorite.

L'arthrose dorsale

L'arthrose du rachis dorsal est généralement peu ou pas douloureuse. Le fait que le rachis, solidarisé par la cage thoracique, soit peu mobile explique la moindre fréquence de cette localisation arthrosique qui, lorsqu'elle existe, est le plus souvent modérée. Il faut souligner que, ici plus qu'ailleurs, la responsabilité de l'arthrose dans l'apparition des douleurs dorsales ne doit être retenue qu'après avoir éliminé les autres causes possibles. Ainsi, en dehors de certains types d'atteinte rhumatologique (tassement vertébral secondaire à une ostéoporose, rhumatisme inflammatoire...), il est possible qu'une douleur de dos d'apparition récente ait une origine « viscérale », c'est-à-dire non osseuse. Ulcère gastro-duodénal en poussée, anévrysme de l'aorte en train de se fissurer, infarctus du myocarde, cancer du pancréas ou du poumon peuvent ainsi être révélés par des douleurs dorsales – et ce, d'ailleurs, même en présence d'arthrose.

Les radiographies du rachis dorsal de face et de profil permettent de poser le diagnostic d'arthrose, d'évaluer son degré, et de rechercher les facteurs qui peuvent la favoriser : troubles statiques tels que cyphose ou scoliose, tassement vertébral, séquelles de troubles rachidiens de croissance... Lorsque les plateaux vertébraux ont un aspect feuilleté, il s'agit de la maladie de Scheuermann, qui est une anomalie de croissance apparaissant à l'adolescence et touchant les vertèbres dorsales mais aussi lombaires. Cette anomalie passe souvent inaperçue chez l'adolescent, car elle est rarement douloureuse. Elle n'est révélée qu'à l'âge adulte, justement devant des complications arthrosiques.

L'arthrose lombaire

La douleur

Au niveau du rachis lombaire, elle est extrêmement fréquente à l'âge adulte et pose un réel problème de santé publique, car un nombre considérable de journées d'arrêt de travail sont dues à des douleurs lombaires, ou lombalgies, en particulier chez les travailleurs qui sollicitent beaucoup leur dos. C'est en effet sur le rachis lombaire que convergent le maximum de contraintes mécaniques.

À mesure qu'on avance en âge, l'arthrose peut venir accroître les troubles ou être à l'origine de ceux-ci.

Les formes les plus fréquentes

Les lombalgies

Les douleurs de type lumbago s'installent généralement de façon soudaine, en barre à la base du dos, et s'accompagnent d'une contraction des muscles limitant ou empêchant tout mouvement. Vous vous retrouvez ainsi « bloqué ». Les lombalgies sont souvent consécutives à un effort de soulèvement, à un long trajet de voiture... Mais les douleurs peuvent aussi se chroniciser en cas d'arthrose ; elles s'accompagnent alors de raideur matinale franche et d'une perte de mobilité plus ou moins importante.

Les sciatiques et cruralgies

L'altération du disque situé entre les vertèbres peut se compliquer de l'irritation d'une racine nerveuse. Dans ce cas se crée un conflit entre un disque abîmé qui bombe à l'intérieur (hernie discale ou protrusion) et la racine qui passe à proximité. Ces douleurs – ceux qui en ont souffert le savent – sont parfois fort intenses et invalidantes. L'atteinte peut se situer à différents niveaux du rachis lombaire.

• La sciatique L5, concerne la racine L5 : la douleur part de la base du dos et suit un trajet descendant le long de la face postéro-externe de la cuisse et de la jambe, puis passe en avant de la cheville externe et sur le dos du pied jusqu'au gros orteil.

• La sciatique S1 intéresse la racine S1 : la douleur démarre, comme pour la sciatique L5, à la base du dos, puis suit un trajet différent : elle reste sur la partie postérieure de la jambe, atteint le talon puis le bord externe du pied.

• La cruralgie L4 concerne la racine L4 : la douleur prend son origine sur la face antérieure de la cuisse sur sa partie externe, puis traverse la cuisse en la croisant de haut en bas pour atteindre le genou et la partie interne du tibia.

Ces atteintes sont mécaniques et s'améliorent au repos ; il ne s'agit pas de s'aliter sur une longue durée (un arrêt total de toute activité ne devrait pas, sauf exception, dépasser deux à trois jours), mais simplement de ménager votre dos à condition bien sûr que le diagnostic soit certain et que les douleurs n'aient pas une autre origine. Il faut donc réduire vos mouvements et vous traiter énergiquement. Sachez que 50 % des formes importantes guérissent après un mois de traitement et 90 % après trois mois. Il est heureusement peu fréquent que l'arthrose, même avec ses complications de type sciatique ou cruralgie, devienne réellement invalidante.

Le canal lombaire étroit

On parle de canal lombaire étroit ou rétréci lorsque existe une compression plus ou moins importante des structures nerveuses. L'arthrose interapophysaire postérieure, telle qu'elle a été décrite, peut en être la cause puisqu'elle provoque une réduction du canal médullaire. Apparaissent des engourdissements, une faiblesse des jambes, des douleurs qui limitent la durée de la marche. Celles-ci surviennent après quelques minutes de marche, entraînant une claudication intermittente, et sont caractéristiques de ce type d'atteinte.

Le traitement ne peut être que chirurgical à partir d'un certain stade d'évolution, lorsque la gêne devient importante ou s'il existe des complications neurologiques. Les résultats sont excellents.

Les signes radiologiques

Dans l'arthrose interapophysaire postérieure, l'articulation se déforme et il n'est pas rare de noter un glissement des vertèbres l'une sur l'autre dont les conséquences sont en général sans gravité. Lorsque vous lisez sur le compte rendu radiologique « présence d'un spondylolisthésis », cela indique la présence d'un glissement de ce type.

Le scanner ou l'IRM sont nécessaires pour apprécier le degré de rétrécissement du canal rachidien et visualiser les disques situés entre les vertèbres. Ceux-ci ne peuvent l'être que par cette méthode puisque, comme les ligaments, les nerfs, les muscles et toutes les parties viscérales de l'organisme, ils n'apparaissent pas sur les simples radiographies. Les os, eux, sont bien visibles et sont blancs par leur condensation. Une altération du disque intervertébral peut ainsi être appréciée en mesurant la hauteur de l'espace entre deux vertèbres.

En cas de hernie discale, l'intervention chirurgicale n'est pas systématique. Mieux vaut, le plus souvent, garder un disque même altéré : il servira toujours un peu d'amortisseur. La décision d'opérer dépend de l'intensité de la douleur et sera proposée en cas d'échec thérapeutique, c'est-à-dire après plusieurs mois d'un traitement médical bien conduit recourant à la kinésithérapie ou à des techniques alternatives. La nature de la hernie visualisée par scanner et/ou IRM guidera aussi le choix. En tout état de cause, il est inutile de multiplier les radiographies en cas de douleurs lombaires une fois le diagnostic établi. Cela ne présente pas de pertinence sur le plan médical et augmente inutilement les irradiations et les coûts.

ARTHROSE SACRO-ILIAQUE

Très fréquente radiologiquement, l'arthrose de la partie basse du rachis lombaire correspond à une localisation arthrosique spécifique, entre le sacrum et l'os iliaque. Souvent associée à l'arthrose du genou et des doigts, elle peut débuter dès l'âge de 40 ans.

En cas de douleurs fessières, le diagnostic d'arthrose sacro-iliaque n'est pas évident à poser pour le médecin : l'examen est difficile car il s'agit d'une articulation profonde. Ces douleurs sont souvent liées à une altération du rachis.

C'est sur des clichés centrés sur l'articulation sacro-iliaque que des signes radiologiques sont le mieux visualisés. Ils posent souvent aux radiologues des problèmes diagnostiques. Ainsi, certaines images radiologiques peuvent évoquer d'autres atteintes rhumatismales. Les géodes, par exemple, sont rares dans l'arthrose sacro-iliaque, mais leur présence peut faire penser à une atteinte inflammatoire telle qu'une sacro-iléite débutante. La condensation osseuse, parfois intense et focalisée, peut prendre l'aspect de métastases osseuses d'un cancer de la prostate, alors qu'il ne s'agit que d'une simple arthrose ! En cas de doute, la scintigraphie osseuse et l'IRM s'imposent.

CONDUITE À TENIR EN CAS D'ARTHROSE DU RACHIS LOMBAIRE (LUMBAGO, SCIATIQUE, CRURALGIE)

Dans la vie quotidienne

L'excès de poids est un facteur favorisant l'arthrose du rachis lombaire. Les douleurs dues aux lumbagos et aux sciatiques régressent lors d'une réduction pondérale. L'idéal est d'avoir un IMC (indice de masse corporelle) inférieur à 25 (poids en kilogramme/taille au carré en mètre).

La lombalgie chronique d'origine arthrosique est aujourd'hui considérée comme une « désadaptation à l'effort ».

Soyez prudent dans vos mouvements : évitez les gestes **brusques et le port de charges importantes**.

Si le repos, en cas de crise aiguë, est parfois nécessaire tant les douleurs sont vives, un alitement prolongé n'est pas conseillé. En fait, il s'agit surtout de soulager la colonne vertébrale, mais le repos strict au lit est de plus en plus controversé. Il ne doit pas dépasser 2 ou 3 jours. L'idéal est, dans tous les cas, de maintenir une activité quotidienne, même réduite.

Gymnastique et exercices physiques

La gymnastique et les mouvements d'assouplissement permettent de prévenir et de limiter les douleurs lombaires. Il est tout aussi essentiel **d'apprendre à ménager votre dos**, c'est-à-dire, par exemple, à ne pas vous pencher en avant pour soulever un objet lourd mais à vous accroupir. Certains actes de la vie courante comme jardiner, passer l'aspirateur ou faire le lit seront aussi effectués avec prudence.

Apprenez à vous **tenir droit**, non pas en basculant votre colonne vers l'arrière, ce qui aggraverait la pression sur les disques et les articulations postérieures, mais, en « basculant le bassin ». Il s'agit de pousser le pubis vers l'avant, les fesses en bas, le reste du corps restant souple – en particulier les épaules. Ce geste, très simple, doit vous être montré par votre kinésithérapeute si vous n'arrivez pas à l'acquérir seul.

Les activités physiques pratiquées ne doivent pas déséquilibrer la colonne vertébrale ni induire des traumatismes liés à des chutes. Tous les sports qui sollicitent de façon exagérée la colonne vertébrale, particulièrement les jeux de raquettes, sont à proscrire. La natation doit être privilégiée car elle renforce les muscles abdominaux et vertébraux. Le **dos crawlé** est la nage la plus vivement recommandée ; elle doit être pratiquée très régulièrement en dehors des poussées douloureuses aiguës. Attention à la brasse et à tous les gestes qui entraînent une trop forte cambrure de la colonne vertébrale.

Voici quelques exercices qui, pratiqués en douceur, ne pourront que vous être bénéfiques. Ils ne doivent jamais être douloureux.

• Pour muscler les abdominaux : en position allongée, genoux fléchis, pieds éventuellement bloqués, se relever en arrondissant le dos pour toucher les genoux pendant quelques secondes, puis redescendre tout doucement. Ne pas oublier de respirer lentement et profondément. Refaire l'exercice 10 fois. Vous pouvez aussi faire des exercices de pédalage ou de ciseaux jambes en l'air, le rachis lombaire devant impérativement rester plaqué au sol grâce à une forte contraction des abdominaux.

• Pour renforcer les muscles du dos : debout, éventuellement contre un mur, mais surtout en basculant votre bassin, tête en « double menton », jambes relâchées, grandissez-vous en étirant la colonne. Poussez les pieds dans le sol, étirez la tête comme si vous étiez tiré par un fil pendant quelques secondes, puis relâchez.

• Pour muscler les membres inférieurs : debout, dos droit contre un mur, fléchissez lentement les jambes puis redressez-vous, toujours dos collé au mur.

• Exercice de mobilisation du bassin : à quatre pattes sur les mains et les genoux, cambrez-vous et décambrez-vous lentement en respirant comme le chat qui fait le « gros dos ».

Kinésithérapie

Les séances de kinésithérapie ont différents objectifs. Les massages, ainsi que la physiothérapie à base d'ondes courtes et d'ultrasons, ont pour but de diminuer les douleurs. La rééducation doit aussi renforcer les muscles paravertébraux et abdominaux afin qu'ils soutiennent mieux la colonne vertébrale. Différents exercices assurent une meilleure stabilisation des articulations vertébrales lorsqu'ils sont faits régulièrement. Certains médecins rééducateurs pratiquent aussi les tractions vertébrales mécaniques ; les résultats sont controversés et cette méthode doit s'appliquer avec prudence sur l'arthrose lombaire. Les manipulations vertébrales doivent être rigoureusement contrôlées et réservées à des médecins particulièrement bien formés.

Les lombostats sont des orthèses de contention lombaire qui sont fort utiles dans les crises de lumbago, de sciatique ou de cruralgie. Ils permettent de limiter la mobilité du rachis pendant les périodes aiguës et doivent être portés sans crainte de 4 à 6 semaines. Il est rare d'observer des fontes musculaires. Dans les lombalgies chroniques secondaires à l'arthrose, le lombostat pourra être mis de façon intermittente, notamment lors de trajets en voiture, de marches prolongées et de mouvements risquant de trop solliciter le rachis.

La chirurgie

La chirurgie de la hernie discale est indiquée lorsque le traitement médical bien conduit se révèle inefficace après un délai de plusieurs mois, en l'absence de complication. Le consensus se fait pour que l'acte chirurgical ne soit pas proposé d'emblée, malgré les pressions souvent exercées par celui qui souffre, sauf en cas de sciatique paralysante. L'échec de tous les autres moyens thérapeutiques peut conduire à un acte chirurgical qui consiste en une excision de la hernie ; c'est un geste de libération.

Neuf fois sur 10, il n'est pas nécessaire d'opérer pour que la sciatique guérisse : le traitement médicamenteux suffit.

La nucléolyse est une technique de cure de hernie discale. On injecte par voie transcutanée un produit, la chymopapaïne, qui détruit la hernie.

Il arrive qu'une soudure des vertèbres, ou arthrodèse, soit proposée, notamment lorsqu'il existe un glissement d'une vertèbre sur l'autre et qu'aucun traitement médical n'a pu améliorer la situation de façon significative. De toute façon, la décision chirurgicale doit être mûrement réfléchie.

Lorsqu'au décours de douleurs lombaires apparaissent des troubles sphinctériens, c'est-à-dire des difficultés à uriner ou, à l'inverse, une impossibilité de retenir ses urines, associées à des sensibilités cutanées modifiées, un acte chirurgical d'urgence s'impose toujours. Il peut en effet s'agir d'une compression des structures nerveuses. Un scanner, une IRM permettront de confirmer le diagnostic.

Médicaments

Quatre classes de médicaments sont utilisées et souvent associées dans les douleurs lombaires : les antalgiques, les anti-inflammatoires, les décontracturants musculaires et les antiarthrosiques à action lente ; les infiltrations restent rares.

• Les antalgiques sont utilisés par paliers en fonction de l'intensité de la douleur. Leur sont souvent associés des décontracturants, qui relaxent les muscles.

• Les anti-inflammatoires sont parfois utiles sur des périodes n'excédant pas 15 jours ; ils sont généralement associés à des antalgiques.

• Les antiarthrosiques de fond, ou antiarthrosiques symptomatiques à action lente, permettent de limiter l'évolution de l'arthrose du rachis lombaire mais n'interviennent pas directement en cas de crise aiguë. Ils diminuent la prise d'antalgique au long cours.

• Les infiltrations, rarement pratiquées, peuvent, dans certaines circonstances, induire une diminution de la composante inflammatoire de la souffrance radiculaire. Elles ont des effets intéressants au niveau des articulations postérieures arthrosiques et peuvent être réalisées au cabinet du médecin rhumatologue ou sous contrôle radio.

Traitements alternatifs

L'homéopathe peut proposer, après un diagnostic précis et des examens complémentaires, en cas de douleurs lombaires : Bryonia Alba 5 CH, Callium Carbonicum 5 CH et Nux Vomica 5 CH, 3 granules de chaque, en alternance 3 fois par jour jusqu'à amélioration.

Les phytothérapeutes préconisent des cataplasmes et certaines plantes sont réputées aider à diminuer la souffrance : il s'agit du cassis, du frêne, de la reine-des-prés, du saule et de l'harpagophytum (p. 48 et suivantes).

Pour les mésothérapeutes, l'usage de décontracturants injectables en sous-cutané, associés à de la procaïne ou de la mésocaïne, permet de relaxer les muscles paravertébraux et de réduire l'intensité des douleurs.

Conseils à suivre en cas d'arthrose du rachis lombaire

Il faut :
- Choisir des chaussures munies de semelles absorbant les chocs, en crêpe par exemple, afin de compenser vos amortisseurs physiologiques (les disques) abîmés. Éventuellement, porter à l'inté-

rieur des chaussures des semelles visco-élastiques (disponibles en pharmacie).

- Utiliser une ceinture de soutien lombaire en cas de long trajet en voiture, de douleurs chroniques persistantes, d'effort inhabituel.
- Dormir sur un plan ferme, surtout pas trop mou. Les cuisses seront un peu fléchies ou surélevées par un coussin sous les genoux, ou « en chien de fusil » en cas de douleurs intenses.
- Effectuer les travaux comme le bricolage ou le ménage en gardant le dos droit et en « basculant le bassin ».
- Pour soulever un poids, se rapprocher de l'objet, genoux pliés, dos droit ; trouver un bon équilibre et utiliser les muscles des cuisses en gardant le dos droit (ce n'est pas le dos qui doit porter la charge mais les membres inférieurs).
- Utiliser un siège « ergonomique » qui permet naturellement la bascule du bassin. Les sièges standard auront si possible des accoudoirs et un dessus réglable permettant d'appuyer la colonne lombaire.
- Enfiler vos chaussettes et vos chaussures en posant le pied sur un tabouret afin d'éviter une flexion trop importante du tronc.
- En voiture, faire régulièrement des pauses de quelques minutes. Profitez-en pour effectuer quelques mouvements de gymnastique.
- Travailler devant un plan de travail assez haut pour éviter de vous baisser. Utiliser un tabouret haut et mobile pour des travaux de bricolage en hauteur.
- Pour vous lever d'une position couchée, vous tourner sur le côté, vous asseoir en vous aidant des bras d'un bloc, sans fléchir le corps et en basculant les jambes au sol.
- Utiliser la chaleur sous toutes ses formes : bain chaud, bouillotte...

<u>Il ne faut pas :</u>

- Effectuer des flexions du tronc vers l'avant en cas d'atteinte discale prédominante.
- Avoir des gestes en extension du tronc (ne pas trop cambrer), en cas d'arthrose prédominante des articulations postérieures.
- Porter des talons hauts. Il faut, en marchant, porter le poids du corps sur les orteils mais aussi sur les talons.
- Se laisser surprendre. Ne pas effectuer un mouvement brusque et extrême pour rattraper un objet.
- Porter des poids trop lourds ; il vaut mieux fractionner la charge.
- Donner trop d'amplitude aux mouvements du rachis dans la vie quotidienne.

Postures pour soulager le rachis lombaire :

– Se suspendre à une barre fixe d'exercices placée en hauteur dans un couloir (à une hauteur telle que vous n'ayez pas un saut trop important à faire), les pieds étant dans le vide. Le disque est ainsi soulagé car libéré du poids du corps. Il faut essayer de détendre tous les muscles du dos. Faire l'exercice tous les jours, 10 minutes matin et soir.
– Se coucher quelques minutes dans la journée, les genoux fléchis à angle droit et les jambes reposant sur quelques coussins.

Exemple d'ordonnance en cas d'arthrose lombaire (kinésithérapie)

Douze séances de massages et rééducation du rachis lombaire :
• exercices en bascule du bassin,
• exercices d'autograndissement dans l'axe,
• tonification des muscles abdominaux et spinaux,
• apprentissage du verrouillage lombaire,
• conseils d'hygiène articulaire,
à raison de 2 séances par semaine.

7

VOTRE PROGRAMME ANTIARTHROSE : L'ORGANISATION D'UNE JOURNÉE

LE RÉVEIL

Il doit se faire dans la bonne humeur. C'est possible si vous avez eu un sommeil réparateur et si votre lit est adapté à vos rhumatismes. Le matelas doit être suffisamment ferme, l'oreiller ni trop volumineux ni trop plat. Il doit épouser la forme de la tête et du cou. Si ce n'est pas le cas, il faudra penser à en changer.

Dès le réveil, quelques mouvements sont nécessaires pour dérouiller les articulations. En fonction de la localisation de votre arthrose, vous mobiliserez vos doigts, votre cou, vos genoux... L'exercice doit durer de 5 à 10 minutes et vous pourrez le poursuivre, après le petit déjeuner, dans le cadre d'une gymnastique un peu plus soutenue. Après cette mobilisation sélective de vos membres et de votre rachis, détendez-vous. Restez allongé dans le calme environ 3 minutes en relâchant tous vos muscles. Cet exercice de relaxation vous procurera des sensations agréables.

LE PETIT DÉJEUNER

C'est un moment important de la journée ; il va conditionner en partie votre forme ou méforme du reste de la matinée et aussi de l'après-midi. Vous êtes en état de jeûne physiologique et il faut apporter à votre organisme l'énergie dont il a besoin. Choisissez des aliments qui contiennent les vitamines, les minéraux et les oligoéléments nécessaires au bon déroulement de vos activités.

Idéalement, vous allez prendre : une boisson sans sucre telle que du thé ou du café ; 1 ou 2 tranches de pain complet ou aux multicéréales, soit 20 à 40 grammes, accompagnées de 2 cuillerées à café rases de confiture ou de margarine ; 1 yaourt ou du fromage blanc, ainsi qu'un fruit frais de saison : kiwi, orange ou poire l'hiver ; brugnon, pêche ou abricot l'été.

La matinée

Préparez la tisane que vous boirez dans la journée. Quand elle est prête, et après en avoir bu dans la matinée, mettez-la au réfrigérateur. Elle s'y conservera bien ; il suffira de la réchauffer avant les autres prises. Une tisane se boit sans sucre, mais, en cas de fatigue plus importante, vous pouvez y ajouter un peu de miel (1 cuillère à café). Il vous apportera des éléments minéraux supplémentaires et du tonus.

Préparez vos médicaments dans un pilulier. Plusieurs cas de figure sont possibles :

Arthrose assez peu évolutive
sans poussée inflammatoire importante

• Traitement de fond : antiarthrosique symptomatique à action lente. Exemple* : association de chondroïtine sulfate comme le Structum® ou le Chondrosulf® et de glutamine comme la Cartilamine® (1 de chaque matin et soir).

* Il ne s'agit que d'exemples : seul votre médecin peut décider du choix médicamenteux ; il vous donnera les conseils d'utilisation et vous indiquera le protocole à suivre.

• Antalgique simple en cas de douleur : paracétamol à raison de 3 grammes par jour en 3 prises à répartir sur 24 heures.

Arthrose avec poussée inflammatoire intense

• Traitement de fond à poursuivre.

• Antalgique à raison de 4 grammes de paracétamol à répartir sur 24 heures sur une durée limitée de quelques jours.

• Anti-inflammatoire non stéroïdien si l'inflammation est persistante pour éviter une destruction cartilagineuse. Cet AINS sera choisi en fonction de la susceptibilité individuelle. Le traitement à dose efficace, à suivre pendant une durée de 7 jours au minimum, sera par exemple* : piroxicam à 10 mg, 1 gélule matin et soir à la fin des repas. La posologie peut être augmentée jusqu'à 40 mg au maximum, en fonction de votre corpulence et du degré de l'atteinte. Parmi les nouveaux anti-inflammatoires (coxib), le Celebrex® est prescrit habituellement à raison de 100 mg, 2 fois par jour ; le Vioxx® à la dose de 12,5 mg, 1 fois par jour.

Toutes les mesures non médicamenteuses limitant l'impact de l'arthrose sont à promouvoir parallèlement. Il ne faut pas vous contenter de consommer des médicaments.

En fin de matinée, selon vos goûts et vos occupations, ayez une activité physique. Ce peut être une simple marche pour aller au marché – vous y choisirez soigneusement vos produits ! L'idéal serait aussi de vous rendre trois fois par semaine à la piscine.

LE DÉJEUNER

Il est nécessaire de limiter au maximum l'absorption de corps gras et de favoriser la consommation de glucides à faible index glycémique (dont l'absorption est lente). Ils vous assureront un bon degré de satiété et vous éviteront d'avoir faim dans l'après-midi. Ainsi, le déjeuner comportera des féculents, associés à d'autres légumes.

L'après-midi

C'est le moment, si vous n'avez pas eu d'activité physique suffisamment soutenue le matin, de vous y adonner.

Évitez la consommation de biscuits et de petits gâteaux – pour la plupart assez gras et énergétiques – au goûter. En revanche, partagez votre tisane – sans sucre – entre amis. Si vous avez une activité professionnelle, buvez-la au retour du travail.

Le dîner

Il ne doit pas être tardif et doit comporter de « bons corps gras », c'est-à-dire des acides gras omega 3. Vous privilégierez la consommation d'huiles végétales comme celle de colza, qui sont mieux assimilées le soir, en les associant à l'huile d'olive dans votre salade. Vous éviterez les produits sucrés, sauf les fruits et yaourts, qui élèvent peu le glucose sanguin.

Le coucher

Si vous présentez des troubles du sommeil, avec des difficultés d'endormissement ou des réveils précoces, prenez un mélange de plantes. Associez passiflore, aubépine et eschscholtzia en tisane. Buvez-en une ou deux tasses avant le coucher. Il est parfois préférable de prendre ces plantes en gélules, car l'excès de boisson le soir peut entraîner – surtout pour les hommes en cas de troubles prostatiques – des nécessités nocturnes impérieuses qui réveillent inutilement. Évitez tous les médicaments allopathiques qui favorisent l'endormissement. Beaucoup d'entre eux induisent des troubles de la mémoire et une baisse de la vigilance diurne. Le risque de chute est alors important. Ne vous mettez pas dans la situation de bien des personnes qui ont des insomnies nocturnes et des hypersomnies diurnes, et évitez les siestes trop longues dans la journée.

Assurez-vous que la température de votre chambre soit harmonieuse, et bonne nuit !

Les huit règles essentielles pour limiter l'impact de l'arthrose

1. Bien choisir ses aliments (produits riches en antioxydants, acides gras omega 3, fibres...). Ne pas être en surpoids.

2. Entretenir un bon moral. La relaxation, le yoga et votre propre action sur votre psychisme vous aideront à être positif en toutes circonstances.

3. Avoir une bonne statique. Les déséquilibres aggravent les troubles. Ils seront améliorés par les techniques manuelles, et un kinésithérapeute vous assurera une bonne rééducation en préservant la fonctionnalité de vos articulations.

4. Pratiquer régulièrement une ou des activités physiques. Elles font partie intégrante du traitement. Elles dépendent de la localisation de votre arthrose.

5. Préparer vos tisanes. Elles vous apporteront des éléments minéraux utiles à vos cartilages et vous feront boire.

6. Limiter le processus arthrosique par la prise d'antiarthrosiques symptomatiques à action lente et par des plantes. Prenez-les très régulièrement. Un jour, vous constaterez que, grâce à elles et à une bonne hygiène de vie, vos douleurs auront régressé et votre qualité de vie se sera améliorée.

7. Ne pas s'« automédiquer » avec des anti-inflammatoires. Les dangers sont nombreux. Il existe des règles de prescription, concernant notamment la posologie et le respect des contre-indications, et seul votre médecin peut vous guider dans ce domaine.

8. Opter judicieusement pour les différents traitements. Ils sont nombreux, souvent complémentaires. Parlez-en à votre généraliste. Il vous orientera vers un médecin phytothérapeute homéopathe et/ou un acupuncteur compétents, s'il ne pratique pas lui-même ces disciplines. Les gestes techniques tels que la viscosupplémentation (les infiltrations) ou les manipulations (indications rares en cas d'arthrose) doivent être pratiqués par un rhumatologue.

Votre programme, vous pouvez maintenant l'appliquer. Organisez-vous, adaptez-vous en fonction de ce que vous venez de lire : votre plan doit être suffisamment simple, facilement réalisable, et vous pourrez le réajuster si nécessaire.

CONCLUSION
LES DOULEURS MAÎTRISÉES

L'arthrose ne doit plus vous apparaître comme une fatalité puisque, nous l'avons vu, de nombreuses méthodes permettent de réduire son impact et de préserver le capital articulaire. Les mesures hygiéno-diététiques décrites dans ce livre, si vous les appliquez correctement, amélioreront votre santé et éloigneront aussi de nombreuses autres maladies et leur cortège de complications (diabète, maladies cardiaques...).

Les nouvelles armes contre la douleur, ou la redécouverte de certaines d'entre elles telles que l'usage des plantes médicinales, contribueront à vous soulager. Si l'arsenal thérapeutique est vaste, son utilisation dépend de la localisation de votre arthrose, de son ancienneté, de votre mode de vie... La lecture de ce livre devrait vous permettre d'en discuter plus aisément avec votre médecin.

Des progrès sont en cours dans différents domaines. Par exemple, les études en phytochimie permettent de comprendre de mieux en mieux le pouvoir des plantes, et des observations, des analyses viennent étayer les connaissances existantes concernant les différentes méthodes « alternatives » (acupuncture, ostéopathie...).

Sur le plan allopathique, la recherche s'oriente vers le contrôle des effets secondaires. Si une protection médicamenteuse de l'estomac est actuellement proposée lors de la prise d'anti-inflammatoires non stéroïdiens, les nouveaux médicaments associent l'activité anti-inflammatoire à une meilleure tolérance digestive. Les antiarthrosiques symptomatiques à action lente actuels ont, pour leur part, peu d'effets secondaires et visent à limiter les processus articulaires destructeurs.

Les progrès de la chirurgie, par le biais de la pose de prothèses plus solides, soulageront de plus en plus de personnes arthrosiques, et l'on verra de moins en moins de cannes dans les rues...

La viscosuplémentation est appelée à se développer, pour le plus grand bénéfice de nombreuses personnes. À partir du simple constat qu'il existe un déficit qualitatif et quantitatif d'acide hyaluronique dans l'articulation arthrosique, on a proposé d'injecter ce produit directement dans l'articulation. Un effet antidouleur a d'ores et déjà été mis en évidence. Au-delà, l'hypothèse qui prévaut est une possible visco-induction : l'acide hyaluronique injecté pourrait en favoriser la production par l'articulation elle-même. Jusqu'à présent, seuls les genoux pouvaient bénéficier de ce traitement, mais une extension d'indication permet désormais l'utilisation de certains produits dans la hanche – en attendant leur usage dans d'autres articulations.

Il est une autre avancée importante qui sera sans doute de pratique courante dans quelques années – même si actuellement elle est encore à l'état d'évaluation et de recherche : l'utilisation de marqueurs biologiques par une simple prise de sang pour prédire l'évolution de l'arthrose. Elle permettra, d'une part, de diagnostiquer l'arthrose dès ses prémices, avant même que les signes radiologiques ne soient présents, et, d'autre part, de suivre l'efficacité des traitements mis en place et de réorienter au besoin les choix thérapeutiques.

Décidément, pour les personnes atteintes d'arthrose, l'attitude consistant à supporter stoïquement la douleur est vraiment devenue obsolète.

TABLE DES MATIÈRES

INTRODUCTION 7

1. ARTHROSE ET AUTRES RHUMATISMES 11
Les articulations 11
Le cartilage 12
La capsule 13
La membrane synoviale 13
Les ligaments et tendons 14
Les ménisques 14
L'arthrose, définition et caractéristiques des douleurs 15
Les douleurs 16
Les éléments du diagnostic 21
Facteurs favorisant l'arthrose 25
L'évolution 28
Les examens complémentaires 30
Les autres affections rhumatismales 35
La polyarthrite rhumatoïde 36
La spondylarthrite ankylosante 37
La goutte 38
La chondrocalcinose 39
L'arthrite septique 40
L'ostéoporose 40
La fibromyalgie 42

2. LA PLACE DES TRAITEMENTS ALTERNATIFS 45
Les traitements de l'arthrose 45
L'approche par les traitements alternatifs 47
La phytothérapie 48
L'homéopathie 65
L'oligothérapie 67
L'acupuncture 71
L'ostéopathie 72

3. LES TRAITEMENTS ALLOPATHIQUES
ET LEURS INDICATIONS 75
Les antidouleur, ou antalgiques 75
Les antalgiques de palier 1 76
Les antalgiques de palier 2 81
Les antalgiques de palier 3 83
Les anti-inflammatoires non stéroïdiens (AINS) . . 90
Les différentes formes d'administration 91
Les différents anti-inflammatoires disponibles par voie générale 92
Les indications des anti-inflammatoires 94
Les effets indésirables des anti-inflammatoires non stéroïdiens 96
Les anti-arthrosiques symptomatiques
à action lente 99
La chondroïtine sulfate 101
La diacerhéine 102
Les insaponifiables d'avocat et de soja 103
L'oxacéprol 103
Les décontracturants musculaires 104
Les traitements locaux médicamenteux 105
Les crèmes, baumes, gels en application 105
La mésothérapie 108
Les infiltrations 109
La viscosupplémentation 110

La synoviorthèse 111
Les appareillages 111
Les traitements chirurgicaux 114
L'arthroscopie et les techniques locales 114
La chirurgie 115

4. LES TRAITEMENTS PHYSIQUES 123
La rééducation chez un kinésithérapeute : aspects généraux 123
Maintenir la mobilité des articulations 124
Lutter contre la fonte musculaire (ou amyotrophie) 125
Décontracter les muscles 126
Le thermalisme : toujours d'actualité 128
Comment évaluer les bienfaits du thermalisme ? . 129
Les techniques de soins 129
Les sources et les stations 131
L'organisation de la cure 132
Les effets indésirables et les contre-indications . 133

5. L'HYGIÈNE DE VIE. NUTRITION, ACTIVITÉ PHYSIQUE, SANTÉ PSYCHIQUE 137
Une alimentation adaptée en cas d'arthrose 137
Du contrôle du poids au bon équilibre alimentaire 138
Les spécificités de l'alimentation en cas d'arthrose et d'ostéoporose 145
Bilan nutritionnel : votre autoévaluation 149
Alimentation et ostéoporose 153
Pourquoi vous devez être vigilant 156
Du lait et des rhumatismes 162
L'organisation nutritionnelle de la journée . . . 164
Arthrose et activités physiques 165
Place des activités physiques 165
Activité en fonction de la localisation 167

263

En cas de prothèse 170
Privilégier la gymnastique à domicile 170
Pratique du yoga 172
Garder le moral pour une bonne qualité de vie . . 175
La relaxation 176
La psychothérapie 177
Les traitements alternatifs 178
Les antidépresseurs 178

6. LES LOCALISATIONS DE L'ARTHROSE 181
L'arthrose de la hanche, ou coxarthrose 182
La douleur 182
Les causes les plus fréquentes 183
Les signes radiologiques 185
L'évolution 185
Testez-vous 186
Conduite à tenir 188
L'arthrose du genou, ou gonarthrose 193
La douleur 193
Les causes les plus fréquentes 196
Les signes radiologiques 197
L'évolution 198
Testez-vous 198
Conduite à tenir 200
L'arthrose de la cheville et du pied 205
L'arthrose de la cheville 205
L'arthrose du pied 206
Conduite à tenir 207
L'arthrose des doigts 209
La douleur 209
Les causes les plus fréquentes 210
Les signes radiologiques 210
L'évolution 210
Testez-vous 211
Conduite à tenir 212

L'arthrose du pouce, ou rhizarthrose 213
La douleur 213
Les signes radiologiques 213
L'évolution 214
Conduite à tenir 214
L'arthrose du poignet 217
La douleur 217
Les causes les plus fréquentes 217
Les signes radiologiques 217
Conduite à tenir 218
L'arthrose du coude 219
La douleur 219
Les causes les plus fréquentes 219
Les signes radiologiques 219
L'évolution 220
Conduite à tenir 220
L'arthrose de l'épaule 222
L'omarthrose 223
La douleur 223
Les causes les plus fréquentes 223
Les signes radiologiques 224
L'évolution 224
L'arthrose acromio-claviculaire 225
L'arthrose sterno-claviculaire 225
Conduite à tenir 226
Médicaments et traitements alternatifs en cas d'arthrose des membres 228
L'arthrose de la colonne vertébrale 230
L'arthrose cervicale 233
La douleur 234
Les complications 234
Les signes radiologiques 236
Conduite à tenir 237
L'arthrose dorsale 241

L'arthrose lombaire 242
La douleur 242
Les formes les plus fréquentes 242
Les signes radiologiques 244
Arthrose sacro-iliaque 245
Conduite à tenir en cas d'arthrose du rachis lombaire (lumbago, sciatique, cruralgie) 245

7. VOTRE PROGRAMME ANTIARTHROSE : L'ORGANISATION D'UNE JOURNÉE 253
Le réveil 253
Le petit déjeuner 253
La matinée 254
Le déjeuner 255
L'après-midi 256
Le dîner 256
Le coucher 256

LES HUIT RÈGLES ESSENTIELLES POUR LIMITER L'IMPACT DE L'ARTHROSE 258

CONCLUSION. LES DOULEURS MAÎTRISÉES 259

Bien-être, des livres qui vous font du bien

Psychologie, santé, sexualité, vie familiale, diététique... : la collection Bien-être apporte des réponses pratiques et positives à chacun.

Psychologie

Thomas Armstrong

Sept façons d'être plus intelligent - n° 7105

Jean-Luc Aubert et Christiane Doubovy

Maman, j'ai peur – Mère anxieuse, enfant anxieux ? - n° 7182

Anne Bacus et Christian Romain

Libérez votre créativité ! - n° 7124

Anne Bacus-Lindroth

Murmures sur l'essentiel – Conseils de vie d'une mère à ses enfants - n° 7225

Simone Barbaras

La rupture pour vivre - n° 7185

Martine Barbault et Bernard Duboy

Choisir son prénom, choisir son destin - n° 7129

Doctor Barefoot

Le guerrier urbain - n° 7359

Deirdre Boyd

Les dépendances - n° 7196

Nathaniel Branden

Les six clés de la confiance en soi - n° 7091

Sue Breton

La dépression - n° 7223

Jack Canfield et Mark Victor Hansen

Bouillon de poulet pour l'âme - n° 7155

Bouillon de poulet pour l'âme 2 - n° 7241

Bouillon de poulet pour l'âme de la femme *(avec J.R. Hawthorne et M. Shimoff)* - n° 7251

Bouillon de poulet pour l'âme au travail - *(avec M. Rogerson, M. Rutte et T. Clauss)* - n° 7259

Kristine Carlson

Ne vous noyez pas dans un verre d'eau... à l'usage des femmes - n° 7487

Richard Carlson

Ne vous noyez pas dans un verre d'eau - n° 7183

Ne vous noyez pas dans un verre d'eau... en famille ! - n° 7219

Ne vous noyez pas dans un verre d'eau... en amour ! *(avec Kristine Carlson)* - n° 7243

Ne vous noyez pas dans un verre d'eau... au travail - n° 7264

Ne vous noyez pas dans un verre d'eau... à l'usage des hommes - n° 7718

Ne vous noyez pas dans un verre d'eau... à l'usage des couples - n° 7884

Steven Carter et Julia Sokol

Ces hommes qui ont peur d'aimer - n° 7064

Chérie Carter-Scott

Dix règles pour réussir sa vie - n° 7211

Si l'amour est un jeu, en voici les règles - n° 6844

Loly Clerc

Je dépense, donc je suis ! - n° 7107

Guy Corneau

N'y a-t-il pas d'amour heureux ? - n° 7157

La guérison du cœur - n° 7244

Victime des autres, bourreau de soi-même - n° 7465

Lynne Crawford et Linda Taylor

La timidité - n° 7195

Dr Henri Cuche et Dr Alain Gérard

Je vais craquer - n° 7850

Sonia Dubois

Coachez vos vies - n° 7739

Dr Christophe Fauré

Vivre le deuil au jour le jour - n° 7151

Thierry Gallois

Psychologie de l'argent - n° 7851

Dr Christian Gay et Jean-Alain Génermont

Vivre avec des hauts et des bas - n° 7024

Daniel Goleman

L'intelligence émotionnelle - n° 7130
L'intelligence émotionnelle 2 - n° 7202

John Gray

Les hommes viennent de Mars, les femmes viennent de Vénus - n° 7133
Une nouvelle vie pour Mars et Vénus- n° 7224
Mars et Vénus, les chemins de l'harmonie - n° 7233
Mars et Vénus, 365 jours d'amour - n° 7240
Les enfants viennent du paradis - n° 7261
Mars et Vénus ensemble pour toujours - n° 7284
Mars et Vénus au travail - n° 6872
Mars et Vénus - Petits miracles au quotidien - n° 6930
Mars et Vénus se rencontrent - n° 7360

Marie Haddou

Savoir dire non - n° 7178
Avoir confiance en soi - n° 7245
Halte au surmenage - n° 7278

James Hillman

Le code caché de votre destin - n° 7256
La force du caractère - n° 6477

Evan Imber-Black

Le poids des secrets de famille - n° 7234

Sam Keen

Être un homme - n° 7109
Aimer et être aimé - n° 7262

Dr Barbara Killinger

Accros du boulot - n° 7116

Dr Gérard Leleu

De la peur à l'amour - n° 7026
Amour et calories - n° 7139
La fidélité et le couple - n° 7226
L'intimité et le couple - n° 7260
L'écologie de l'amour - n° 7275
L'art de bien dormir à deux - n° 7467

Patrick Lemoine

Séduire- n° 7753

Jean-Claude Liaudet

Dolto expliquée aux parents - n° 7206
La psychanalyse sans complexes - n° 7270
Telle fille, quel père ? - n° 7466

Ursula Markham

Le deuil - n° 7230
Les traumatismes infantiles - n° 7231

Bernard Martino

Le bébé est une personne - n° 7094

Pia Mellody

Vaincre la dépendance - n° 7013

Yannick Noah

Secrets, etc. - n° 7150

Robin Norwood

Ces femmes qui aiment trop – 1 - n° 7020
Ces femmes qui aiment trop – 2 - n° 7095

Armelle Oger

Et si l'on changeait de vie - n° 7258

Dr Xavier Pommereau

Quand l'adolescent va mal - n° 7147

Dr Henri Rubinstein

La dépression masquée - n° 7214

Jacques Salomé

Papa, maman, écoutez-moi vraiment- n° 7112

Apprivoiser la tendresse - n° 7134

Elaine Sheehan

Anxiété, phobies et paniques - n° 7213

Barbara Sher et Barbara Smith

Vous êtes doué et vous ne le savez pas - n° 7141

Nita Tucker

Le grand amour pour la vie - n° 7099

Jean-Didier Vincent

Le cœur des autres - n° 7752

Isabelle Yhuel

Mère et fille, l'amour réconcilié - n° 7161

Quand les femmes rompent - n° 7201

Santé

R. Aron-Brunetière

La beauté et les progrès de la médecine - n° 7006

Joanna Bawa

Santé et ordinateur : le guide quotidien - n° 7207

Dr Martine Boëdec

L'homéopathie au quotidien - n° 7021

Dr Jacques Boulet

Se soigner par l'homéopathie - n° 7165

Julia Buckroyd

Anorexie et boulimie - n° 7191

Dr Jean-Pierre Cahané et Claire de Narbonne

Nourritures essentielles - n° 7168

Dr Laurent Chevallier, Danielle Verdié-Petibon

Soigner l'arthrose - n° 7885

Chantal Clergeaud

Un ventre plat pour la vie - n° 7136

Bruno Comby

Libérez-vous du tabac ! - n° 7012

Dr Lionel Coudron

Stress, comment l'apprivoiser - n° 7027

Mieux vivre par le yoga - n° 7115

Dr David Élia

Comment rester jeune après 40 ans Version femmes - n° 7111

Le bonheur à 50 ans - n° 7184

50 ans au naturel - n° 6828

Pierre Fluchaire

Bien dormir pour mieux vivre - n° 7005

Plus jamais fatigué ! - n° 7015

Claire Fontaine

Vivre ! - n° 7218

Sylvia Gaussen

Le guide de l'après-accouchement - n° 7673

Nicole Gratton

Les secrets de la vitalité - n° 7634

Dr Pierrick Hordé

Allergies, le nouveau fléau ? - n° 7248

Arthur Janov

Le corps se souvient - n° 7257

Chris Jarmey

Le shiatsu - n° 7242

Dr Michel Lecendreux

Le sommeil - n° 7280

Dr Gérard Leleu

Le traité du plaisir - n° 7093

Claudie Lepage

Le nouvel âge d'or de la femme - n° 7274

Maurice Mességué

C'est la nature qui a raison - n° 7028

Dr Sylvain Mimoun

Des maux pour le dire - n° 7135

Peter Mole

L'acupuncture - n° 7189

Paule Neyrat

Les vertus des aliments - n° 7265

Lionelle Nugon-Baudon et Évelyne Lhoste

Maisons toxiques - n° 7229

Pierre et Florence Pallardy

La forme naturelle - n° 7007

Jean-Yves Pecollo

La sophrologie - n° 3314
La sophrologie au quotidien - n° 7101

Vicki Pitman

La phytothérapie - n° 7212

Jocelyne de Rotrou

La mémoire en pleine forme - n° 7087
La tête en pleine forme - n° 7199

Josette Rousselet-Blanc

La beauté à l'ancienne- n° 7670

Josette et Vincent Rousselet-Blanc

Les remèdes de grands-mères - n° 7272

Dr Hubert Sacksick

Les hormones - n° 7205

Jon Sandifer

L'acupression - n° 7204

Béatrice Sauvageot et Jean Métellus

Vive la dyslexie ! - n° 7073

Debbie Shapiro

L'intelligence du corps - n° 7208

Sidra Shaukat

La beauté au naturel - n° 7222

Rochelle Simmons

Le stress - n° 7190

André Van Lysebeth

J'apprends le yoga - n° 7197

Dr Andrew Weil

Huit semaines pour retrouver une bonne santé - n° 7193
Le corps médecin - n° 7210
Le guide essentiel de la diététique et de la santé - n° 7269

Diététique

Marie Binet et Roseline Jadfard

Trois assiettes et un bébé - n° 7113

Edwige Antier

Les recettes d'Edwige - n° 7888

Julie Bocage

Mince toute l'année - n° 7488

Dr Alain Bondil et Marion Kaplan

Votre alimentation - n° 7010
L'âge d'or de votre corps - n° 7108

André Burckel

Les bienfaits du régime crétois - n° 7247

Dr Laurent Chevallier

Votre assiette santé - n° 7632
L'alimentation des p'tits loups - n° 7747

Dr Jean-Michel Cohen

Savoir maigrir - n° 7266
Au bonheur de maigrir - n° 6893

Sonia Dubois

Maigrissons ensemble ! - n° 7120
Restons minces ensemble ! - n° 7187

À chacun son régime ! - n° 7512

Dr Pierre Dukan

Je ne sais pas maigrir - n° 7246

Suzi Grant

48 heures - n° 7559

Maggie Greenwood-Robinson

Le régime bikini - n° 7560

Annie Hubert

Pourquoi les Eskimos n'ont pas de cholestérol - n° 7125

Dr Catherine Kousmine

Sauvez votre corps ! - n° 7029

Linda Lazarides

Le régime anti-rétention d'eau - n° 6892

Marianne Leconte

Maigrir - Le nouveau bon sens - n° 7221

Colette Lefort

Maigrir à volonté - n° 7003

Michelle Joy Levine

Le choix de la minceur - n° 7267

Michel Montignac

Je mange donc je maigris... et je reste mince ! - n° 7030

Recettes et menus Montignac - n° 7079

Recettes et menus Montignac 2 - n° 7164

Comment maigrir en faisant des repas d'affaires - n° 7090

La méthode Montignac Spécial Femme - n° 7104

Mettez un turbo dans votre assiette - n° 7117

Je cuisine Montignac - n° 7121

Restez jeune en mangeant mieux - n° 7137

Boire du vin pour rester en bonne santé - n° 7188

Lionelle Nugon-Baudon

Toxic-bouffe - Le dico - n° 7216

Dr Philippe Peltriaux et Monique Cabré

Maigrir avec la méthode Peltriaux - n° 7156

Nathalie Simon

Mangez beau, mangez forme - n° 7126

Sexualité

Régine Dumay

Comment bien faire l'amour à une femme - n° 7227

Comment bien faire l'amour à un homme - n° 7239

Céline Gérent

Savoir vivre sa sexualité - n° 7014

John Gray

Mars et Vénus sous la couette - n° 7194

Shere Hite

Le nouveau rapport Hite - n° 7294

Dr Barbara Keesling

Comment faire l'amour toute la nuit - n° 7140

Le plaisir sexuel - n° 7170

Brigitte Lahaie

Les chemins du mieux-aimer - n° 7128

Dr Gérard Leleu

Le traité des caresses - n° 7004

Le traité du désir - n° 7176

Dagmar O'Connor

Comment faire l'amour à la même personne... pour le reste de votre vie- n° 7102

Jean Paccalin

Une pilule nommée désir - n° 7180

Isabelle Yhuel

Les femmes et leur plaisir - n° 7268

Vie familiale

Edwige Antier

J'aide mon enfant à se concentrer n° 7232
L'enfant de l'Autre - n° 7250
Éloge des mères - n° 7283
Confidences de parents - n° 7293
Vive l'éducation ! - n° 7716

Françoise Civeyrel

Consommez bien. Dépensez mieux - n° 7098

Brigitte-Fanny Cohen

Un bébé mais pas à tout prix - n° 6859

Dr Julien Cohen-Solal

Comprendre et soigner son enfant – I - n° 7096
Comprendre et soigner son enfant – II - n° 7097
Être heureux à l'école ? - n° 7173
Les deux premières années de la vie - n° 7203

Carolyn Pape Cowan et Philip A. Cowan

1+1 = 3 - n° 7065

Shakuntala Devi

Éveillez le génie qui est en votre enfant - n° 7277

Sylvia Gaussen

Après l'accouchement - n° 7673

Brigitte Hemmerlin

Maman Solo - n° 7100

Tracy Hogg

Les secrets d'une charmeuse de bébés - n° 6970

Harry Ifergan et Rica Etienne

6-12 ans, l'âge incertain - n° 6478
Mais qu'est-ce qu'il a dans la tête ? - n° 7271

Vicki Iovine

Grossesse, le guide des copines - n° 7176

Pr Philippe Jeammet

L'adolescence - n° 6971

Hélène de Leersnyder

Laissez-les faire des bêtises -n° 7106

Élisabeth Lesne

Papa, maman, on m'a traité de gros - n° 7511

Gerry Marino et Francine Fortier

La nouvelle famille - n° 7122

Bernard Martino

Le bébé est un combat - n° 7181

Heather Noah

S'épanouir en attendant bébé - n° 7252

Nancy Samalin

Savoir l'entendre, savoir l'aimer - n° 7062
Conflits parents-enfants - n° 7198

Philippe Scialom

Pièges à parents - n° 7595

Chantal de Truchis-Leneveu

L'éveil de votre enfant - n° 7146

Paul Wilson et Tania Wilson

Mère calme enfant calme - n° 7330

Cuisine

Flore Andreis-Caubet

La cuisine provençale d'aujourd'hui - n° 6832

Paul Bocuse

Bocuse dans votre cuisine - n° 7145

Jean-Pierre Coffe

Comme à la maison –1 - n° 7148
Comme à la maison –2 - n° 7177

Le marché - n° 7154
Au bonheur des fruits - n° 7163

Christine Ferber
Mes confitures *(édition augmentée)* - n° 6162
Mes tartes sucrées et salées - n° 7186
Mes aigres-doux, terrines et pâtés - n° 7237

Nadira Hefied
130 recettes traditionnelles du Maghreb - n° 7174

Peta Mathias
Fêtes gourmandes - n° 720

Christian Parra
Mon cochon de la tête aux pieds - n° 7238

Jean-Noël Rio
Je ne sais pas cuisiner - n° 7273

Marie Rouanet
Petit traité romanesque de cuisine - n° 7159

Denise Verhoye
Les recettes de Mamie - n° 7209

Harmonies

Bruno Comby
Éloge de la sieste - n° 7705

Karen Christensen
La maison écologique - n° 7152

Lama Surya Das
Éveillez votre spiritualité - n° 7281

Karen Kingston
L'harmonie de la maison par le Feng Shui - n° 7158

Philip Martin
La voie zen pour vaincre la dépression - n° 7263

Pratima Raichur et Marian Cohn
La beauté à l'ancienne - n° 6929

Jane Thurnell-Read
Les harmonies magnétiques - n° 7228

Jean Vernette et Claire Moncelon
Les nouvelles thérapies - n° 7220

Richard Webster
Le Feng Shui au quotidien - n° 7254

Christine Wildwood
L'aromathérapie - n° 7192

Paul Wilson
Le principe du calme - n° 7249
Le grand livre du calme – La méthode - n° 7249
Le grand livre du calme – Au travail - n° 7276

Nature et loisirs

Sonia Dubois
La couture - n° 7144

John Fisher
Comprendre et soigner son chien - n° 7160

Daniel Gelin
Le jardin facile - n° 7143

Louis Giordano
Aux jardiniers débutants : 500 conseils
et astuces - n° 7215

Marjorie Harris
Un jardin pour l'âme - n° 7149

Jean-Marie Pelt
Des fruits - n° 7169
Des légumes - n° 7217

Roger Tabor
Comprendre son chat - n° 7153

Bienêtre

7885

Achevé d'imprimer en France (Manchecourt)
par Maury-Eurolivres
le 17 janvier 2006.
Dépôt légal janvier 2006. ISBN 2-290-34467-2

Éditions J'ai lu
87, quai Panhard-et-Levassor, 75013 Paris
Diffusion France et étranger : Flammarion